Umschreibung Tiere

Wie heißt das gesuchte Tier?

3. überarbeitete und erweiterte Auflage

Casilda Berlin

ISBN-13: 978-1978395756

Imprint: Nesterenko Verlag

Weitere Bücher von Casilda Berlin

Kurzgeschichten mit Happy End - Seniorenbeschäftigung
ISBN-13: 979-8852067180

LANDSCHAFTEN – zum Ausmalen und Relaxen
ISBN-13: 978-1530922925

Umschreibung Tiere – Wie heißt das gesuchte Tier?
ISBN-13: 978-1978395756

Umschreibung Blumen und Garten
ISBN-13: 978-1977997524

Umschreibung Alte Schätzchen
ISBN-13: 978-1979365628 50

Bilder, die leicht gelingen – ein Ausmalbuch für Senioren
ISBN-13: 978-1530264391

Blumen, die leicht gelingen – Ausmalbuch für Senioren
ISBN-13: 978-1541086999

MANDALAS die leicht gelingen - Malbuch für Senioren
ISBN-13: 978-1546636649

Viele weitere Bücher von Casilda Berlin finden Sie hier:
www.casilda-berlin.de

Wie heißt das gesuchte Tier?

Viele Senioren lösen gerne Rätsel, auch dann, wenn die grauen Zellen etwas nachgelassen haben. In der Seniorenbeschäftigung gehören Rätsel inzwischen zu den Klassikern.

Dieses Rätselbuch eignet sich für Einzel- und Gruppenmaßnahmen und wird mit einem Begleiter durchgeführt. So kann es auch für einen unterhaltsamen Nachmittag unter Freunden oder in der Familie, wo es um Seniorenbeschäftigung geht, zum Einsatz kommen.

Tiere wecken bei vielen Senioren positive Erinnerungen. Viele von ihnen hatten früher ein Haustier, an das sie sich gerne erinnern, sei es ein Hund, eine Katze oder ein Wellensittich.

Teilnehmer, die das gesuchte Tier erraten, erleben freudige Erfolgserlebnisse. Diese können verstärkt werden, indem für jede richtige Lösung eine Kleinigkeit wie z. B. ein Schokoriegel oder ein Bonbon überreicht wird.

Das Buch wurde im Praxisalltag in der Seniorenbetreuung entwickelt, um die geistigen Fähigkeiten und die Kommuni-kation anzuregen. Die grauen Zellen werden dadurch spielerisch trainiert und auf Vordermann gebracht.

Die Rätsel-Anforderungen passen für die Pflegegrade 1 bis 3, in Einzelfällen auch für Pflegegrad 4.

So gelingt die Rätselrunde

Alle Teilnehmer beteiligen sich daran, herauszufinden, welches Tier gemeint ist.

Eine Person (z. B. Familienangehöriger, Partner, Gruppenleiter oder Begleiter) erklärt die Vorgehensweise:

Mehrere kurze Sätze geben Hinweise auf das gesuchte Tier.

Jeder Satz wird langsam und für alle Teilnehmer gut verständlich vorgelesen. Nach jedem Satz wird eine kleine Pause eingelegt und gefragt, ob es Vorschläge zu dem gesuchten Tier gibt.

Der erste Satz wird dann wiederholt, anschließend der zweite ergänzt.

Dann werden beide Sätze wiederholt und der dritte Satz ergänzt. Der Begleiter fragt erneut nach Ideen.

Nach und nach wird Satz für Satz vorgelesen, bis das gesuchte Tier gefunden ist.

Wenn die Teilnehmer keine Lösung finden, nennt der Begleiter am Ende den gesuchten Begriff.

Wird der Beruf vorzeitig gefunden, werden die noch übrigen Sätze vorgelesen.

Anschließend geht es weiter mit der nächsten Seite.

Ich wünsche Ihnen viel Freude mit diesem Rätselbuch.

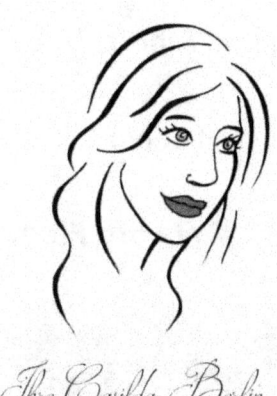

Ihre Casilda Berlin

1. Das gesuchte Tier ist ein weltweit vorkommendes Haus- und Nutztier.

2. In der freien Natur lebt es in Herden.

3. Es schläft im Stehen, sodass es im Notfall schnell die Flucht ergreifen kann.

4. Die Augen sind seitlich anliegend. Damit hat es einen Rundumblick.

5. Es ernährt sich von Heu und Stroh.

6. Jahrhundertelang war es das wichtigste Reit- und Lasttier.

7. Seine Schrittarten sind Schritt, Trab und Galopp.

8. Es ist eng verwandt mit Zebra und Esel und sieht diesen sehr ähnlich.

Antwort: Pferd

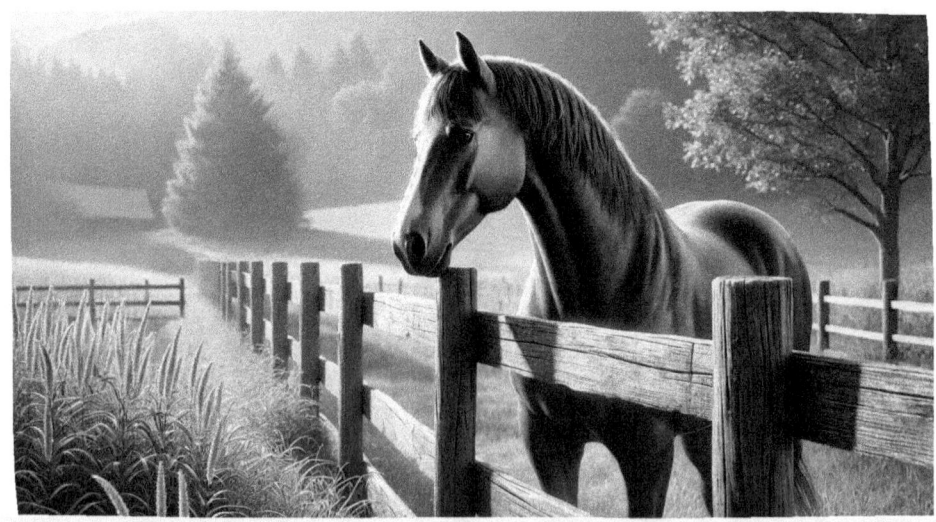

1. Dieses niedliche Tierchen lebt im Wald, auf Bäumen und in naturnahen Wohngebieten.

2. Es baut seine Nester in Baumkronen aus Holz, Blättern und Moos.

3. Es ernährt sich von Nüssen, Samen, Früchten, Vogeleiern und Insekten. Im Herbst legt es Vorräte für den Winter an.

4. Dank seines wendigen Schwanzes und der langen Krallen ist es ein guter Baumkletterer. Es kann sogar mit dem Kopf voraus einen Baum herabklettern.

5. Es hat große Nagezähne im Ober- und Unterkiefer und kann damit sogar Nüsse aufknacken.

6. Beim Fressen sitzt es auf den Hinterbeinen und hält die Nahrung mit den Vorderpfoten.

7. Man erkennt dieses putzige Tierchen an seinem roten Fell und dem buschigen Schwanz.

Antwort: Eichhörnchen

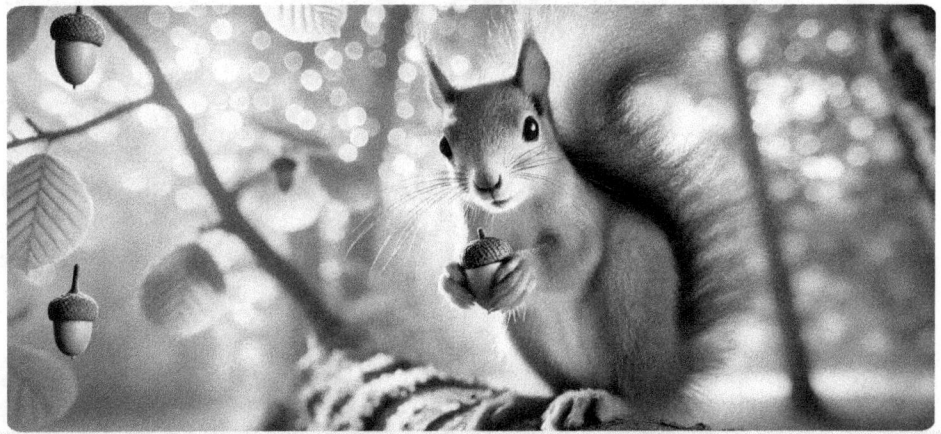

1. Dieses Tier ist ein Allesfresser.

2. Je nach Art und Vorkommen ernährt es sich von Fischen, Krustentieren, Nagetieren, Weichtieren und geschwächten Vögeln. Es erbeutet sogar Eier aus artfremden Vogelnestern.

3. Es macht seinen Artgenossen Beute abspenstig und das sogar im Flug.

4. Sein aggressives Verhalten ist bekannt und zeigt sich auch bei der Aufzucht der Jungen, die es vehement verteidigt. Die Brut findet immer gemeinsam in großen Kolonien statt.

5. Charakteristisch sind das laute Geschrei, das weiß-graue Gefieder und ein gelber leicht gekrümmter Schnabel.

6. Den Großteil des Lebens verbringt es auf hoher See. Es lebt hauptsächlich in Küstenregionen wie z. B. an der Nord- und Ostsee, gelegentlich auch an Binnenseen und Flüssen.

Antwort: Möwe

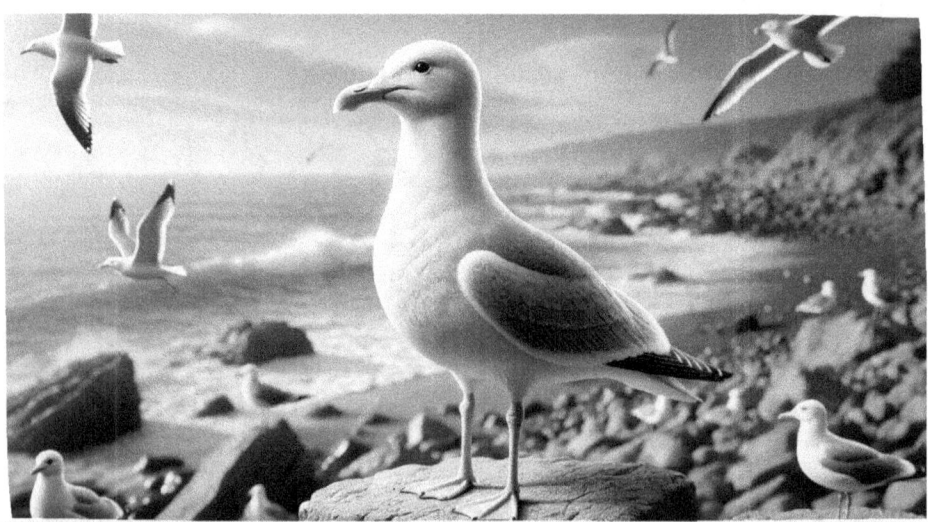

1. Dieses Tier ist scheu und man sieht es nur selten.

2. Je nach Art kann dieses Tier bis zu 800 kg wiegen.

3. Es bewohnt unterschiedliche Lebensräume, bevorzugt aber den Wald und Waldränder.

4. Häufig lebt dieses Tier in einer Haremsfamilie mit vielen Weibchen.

5. Es ist ein Pflanzenfresser und ernährt sich von Blättern, Zweigen, Nüssen und Früchten.

6. Seit jeher wird es vom Menschen gejagt, der das Fleisch isst und das Fell verarbeitet.

7. Gasthäuser auf dem Land werden häufig nach ihm benannt.

8. Das Männchen trägt ein Geweih, das jedes Jahr nach der Paarungszeit abgeworfen wird und dann neu wächst.

Antwort: Hirsch

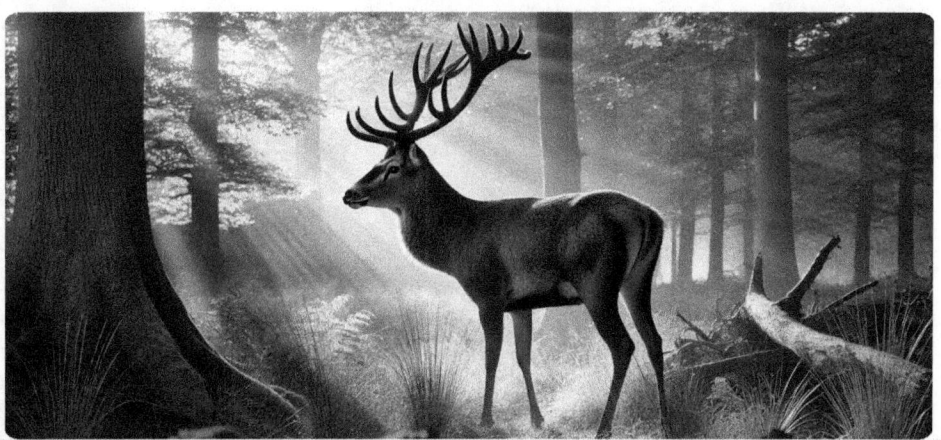

1. Dieses Tier lebt im Wasser. Dort wo es vorkommt, ist die Wasserqualität immer gut, weil es empfindlich auf Verunreinigungen reagiert.

2. Es bewegt sich sehr langsam und schafft pro Stunde maximal 1,5 Meter.

3. Je nach Art kann es seine Farbe wie ein Chamäleon wechseln.

4. Bei diesem Tier übernimmt das Männchen die Aufgabe, die Babys zu gebären. Das ist in der ganzen Tierwelt einzigartig.

5. Je nach Art wird dieses Tier zwischen 1,5 cm und 30 cm groß.

6. Obwohl der Name es vermuten lassen könnte, ist dieses Tier nicht mit dem an Land lebenden Pferd verwandt.

7. Ein Schwimmabzeichen ist nach ihm benannt.

Antwort: Seepferdchen

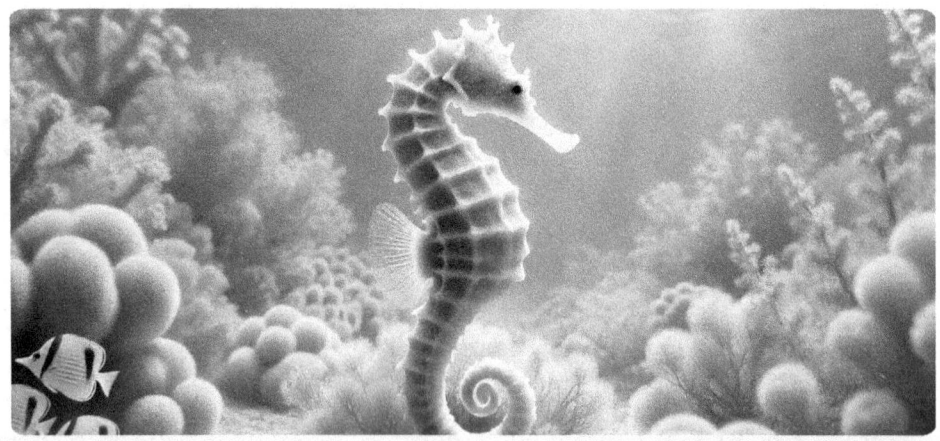

1. Dieses Tier ist ein Vogel, der schlecht fliegen kann.

2. Es kann seine Augen kaum bewegen, sodass der Kopf ständig in Bewegung ist.

3. Es frisst Körner, Würmer, Gras, Schnecken, Mäuse und sogar Steine.

4. Das Weibchen legt pro Jahr bis zu 300 Eier.

5. Wer in der Nähe eines Männchens wohnt, benötigt morgens keinen Wecker.

6. Einen männlichen Artgenossen erkennt man an seinem roten Kamm auf dem Kopf.

7. Ein weibliches Tier mit seinen Küken heißt Glucke.

Antwort: Huhn

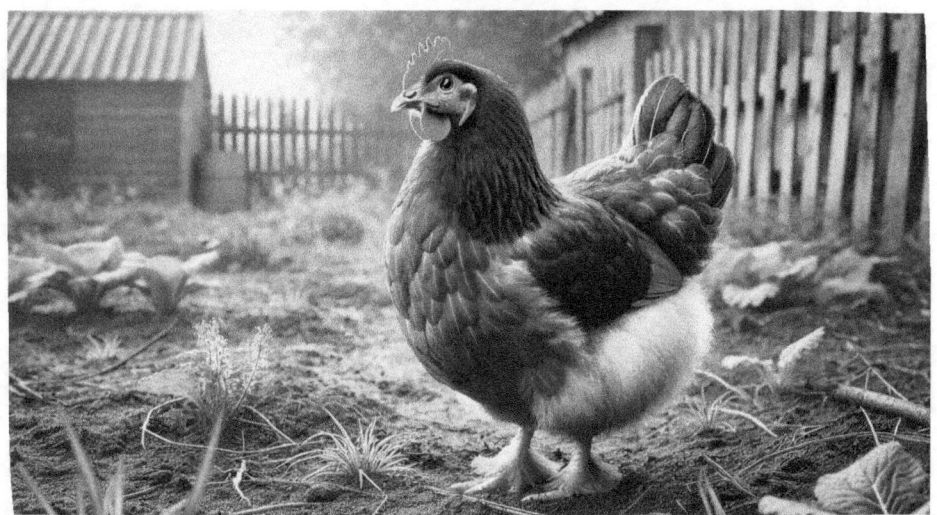

1. Das gesuchte Tier trinkt täglich bis zu 300 Liter Wasser.

2. Eine Schwangerschaft kann je nach Art bis zu 22 Monate dauern.

3. Es hat riesengroße Ohren.

4. Um sich vor Hitze und Sonnenbrand zu schützen, bespritzt es sich selbst mit Schlamm.

5. Es wird auch als Dickhäuter bezeichnet.

6. Es gehört zur Familie der Rüsseltiere.

Antwort: Elefant

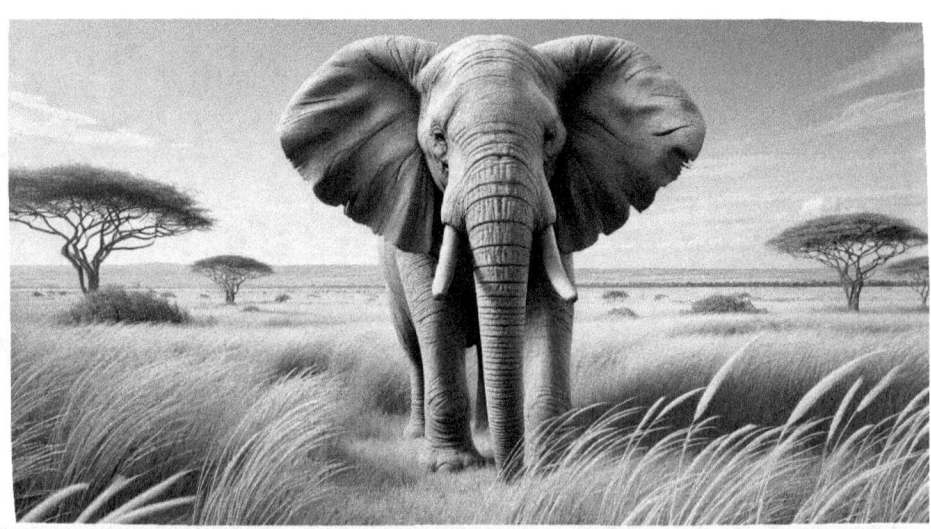

1. Vor diesem Tier fürchten wir uns besonders im Frühling und Sommer.

2. Es gibt 20.000 verschiedene Arten, aber nur 4 davon produzieren etwas Leckeres.

3. Es bestäubt die Blüten von Pflanzen. Ohne die Bestäubung können Pflanzen keine Früchte bilden.

4. Dieses Tier lebt in einem Volk mit bis zu 50.000 Mitgliedern und hat eine Königin.

5. Neben der Königin leben Arbeiterinnen und männliche Drohnen in dem Volk.

6. Ein bekannter Kuchen ist nach diesem Tier benannt.

7. Besonderes Merkmal dieses Tieres sind gelb-schwarze Streifen. Damit sieht es einer Wespe sehr ähnlich und wird oft mit ihr verwechselt.

Antwort: Biene

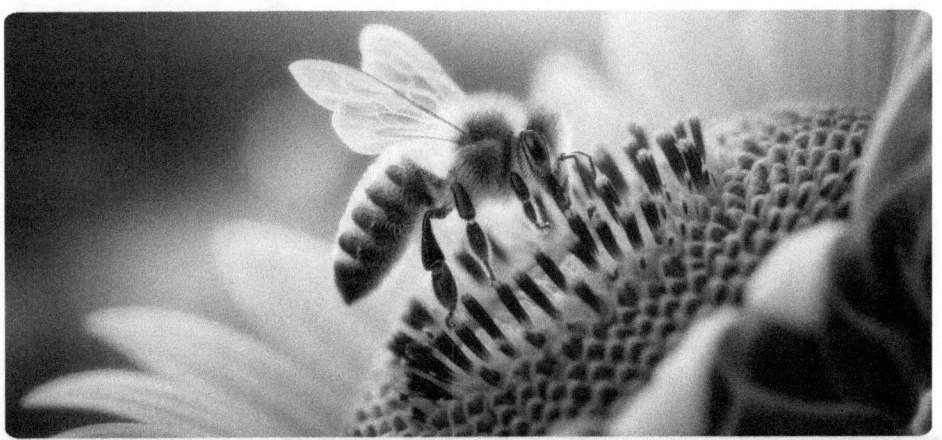

1. Dieses Tier lebt in der Nähe von fischfreien Seen, Flüssen und Teichanlagen.

2. An jedem Fingerende hat es Haftballen, mit denen es sich sogar auf spiegelglatten Flächen bewegen kann.

3. Mithilfe starker Hinterbeine kann es sehr weit und hoch springen.

4. In einigen Ländern wie z. B. Frankreich, Belgien und Portugal gelten die Schenkel als Delikatesse.

5. Am Lebensanfang sieht es aus wie ein winziger Fisch. Nach 2 – 3 Monaten wachsen ihm Beine, und der Schwanz bildet sich zurück.

6. Als Jungtier heißt es Kaulquappe.

7. In der Paarungszeit braucht man keinen Wecker, wenn man dieses Tier in seiner Nähe hat. Schon am frühen Morgen macht es mit lautem Quaken auf sich aufmerksam.

Antwort: Frosch

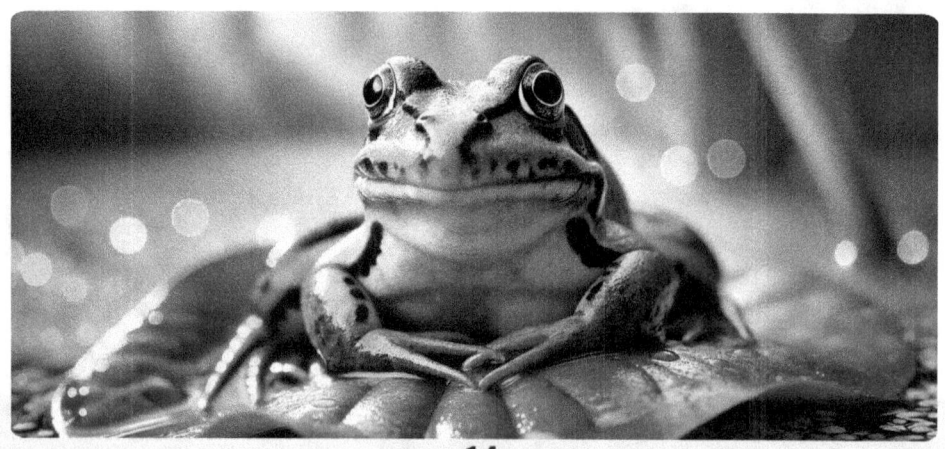

1. Dieses Tier lebte früher im Wald. Heute lebt es überwiegend in Parkanlagen, Laubwäldern, Gärten, Industriegebieten und auf Wiesen.

2. Das Männchen ist schwarz mit leuchtend gelbem Schnabel, das Weibchen braun.

3. Es ist ein Allesfresser und ernährt sich von pflanzlicher und fleischlicher Kost wie z. B. von Insekten, Spinnen und Regenwürmern.

4. Obwohl dieses Tier fliegen kann, verbringt es die meiste Zeit des Tages am Boden oder in dessen Nähe.

5. In Deutschland ist es die häufigste Vogelart.

6. Es ist einer der bekanntesten Singvögel in Europa und kommt in einem Volkslied vor. Nämlich „ …. Drossel, Fink und Star".

Antwort: Amsel

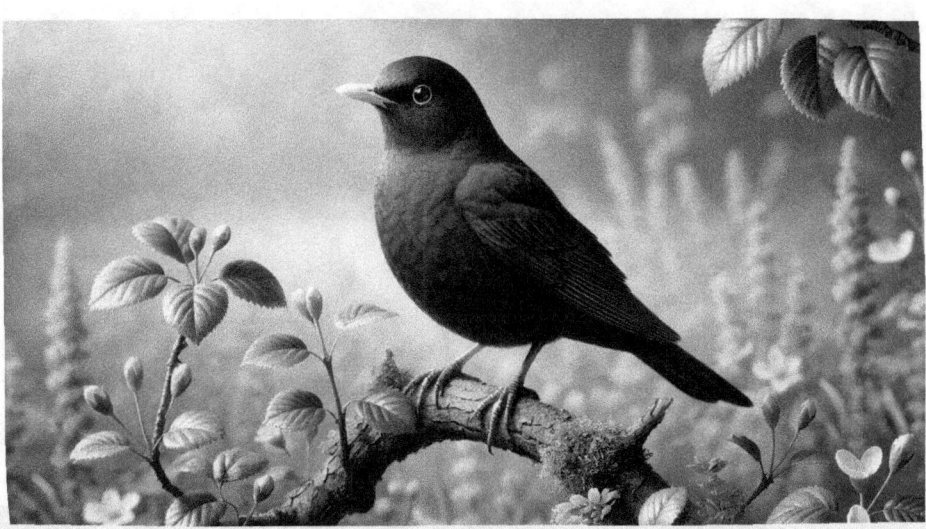

1. Je nach Art kann das Tier laufen, springen oder klettern.

2. Es gibt 100.000 verschiedene Arten.

3. Es ist meistens ungefährlich, nur wenige Arten sind giftig.

4. Dieses Tier hat 8 Beine.

5. Nach der Paarung frisst eine schwarze Witwe das Männchen gelegentlich auf.

6. Vor diesem Tier ekeln sich viele Menschen.

7. Es fängt seine Beute durch das Spannen von Netzen.

Antwort: Spinne

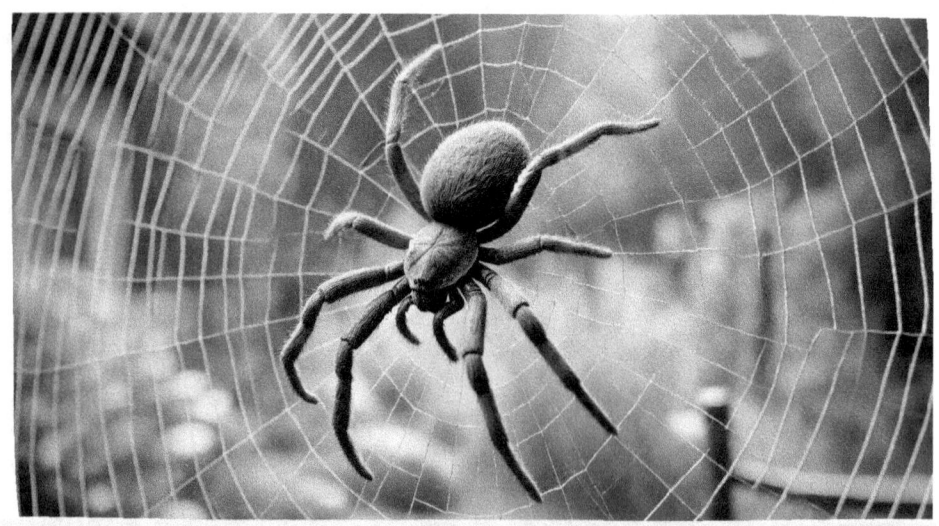

1. Dieses Tier kann 15 Tage ohne Schlaf auskommen. Und wenn es schläft, hält es immer ein Auge offen.

2. Sein Gehör ist eines der besten in der ganzen Tierwelt.

3. Es jagt nie allein, sondern immer in einer Gruppe.

4. Es ist meistens grau und hat eine große Rückenflosse.

5. Dieses Tier lebt weltweit in fast allen Meeren und gehört zu den beliebtesten Meeresbewohnern.

6. Das berühmteste Familienmitglied heißt Flipper und ist aus einer Ferienserie bekannt.

Antwort: Delfin

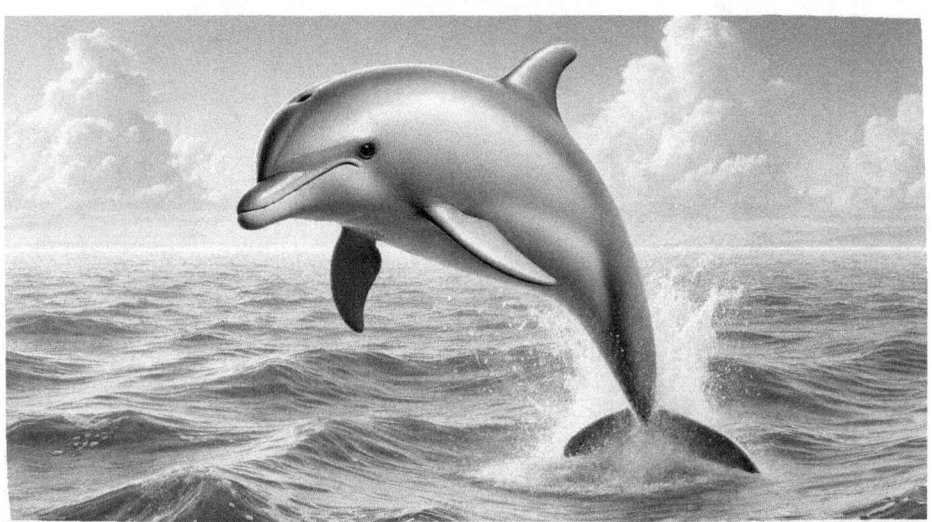

1. Dieses Tier hat Adleraugen und kann bis zu 35 km weit sehen und Farben erkennen.

2. Zur Orientierung benutzt es das Magnetfeld der Erde und findet damit immer den Weg zurück nach Hause.

3. Da es sich schnell vermehren kann, ist es in einigen Großstädten zur Plage geworden.

4. Es kann viele Krankheiten übertragen und wird deswegen auch als Ratte der Lüfte bezeichnet.

5. Früher nutzte man dieses Tier zur Überbringung von Botschaften, indem kleine Nachrichten am Bein befestigt wurden.

6. Das klassische Merkmal dieser Tierart ist das Gurren, mit dem sich Männchen und Weibchen verständigen.

Antwort: Taube

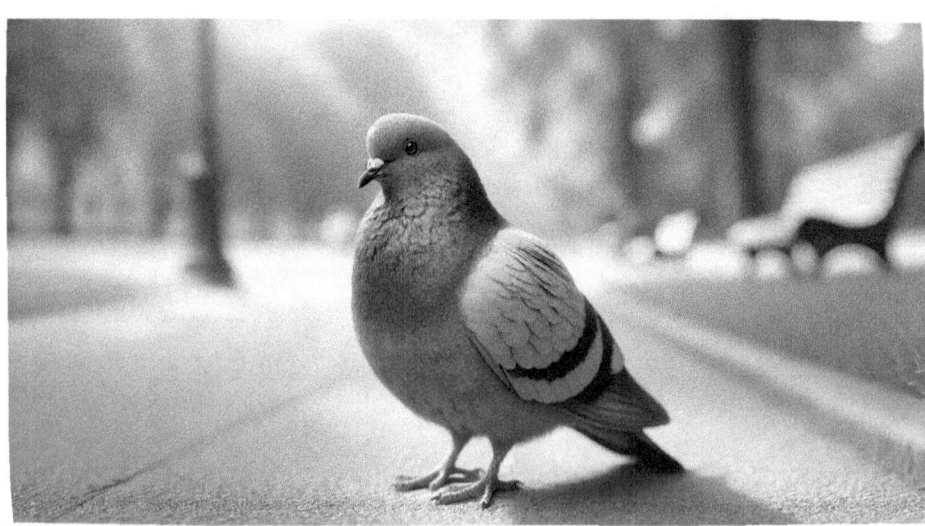

1. Dieses Tier gehört zu den ältesten Haustieren.

2. Es kann bis zu 40 Jahre alt werden.

3. Die Ohren stehen aufrecht und sind lang und beweglich.

4. Das Fell ist meistens grau oder braun, nur selten ist es scheckig oder weiß.

5. Eine Ausführung in Gold hätte jeder gerne im Keller stehen.

6. Es ist sehr stur und eigenwillig und macht nur das, was es will.

7. Ein bekanntes Sprichwort sagt: „Stur wie ein…."

Antwort: Esel

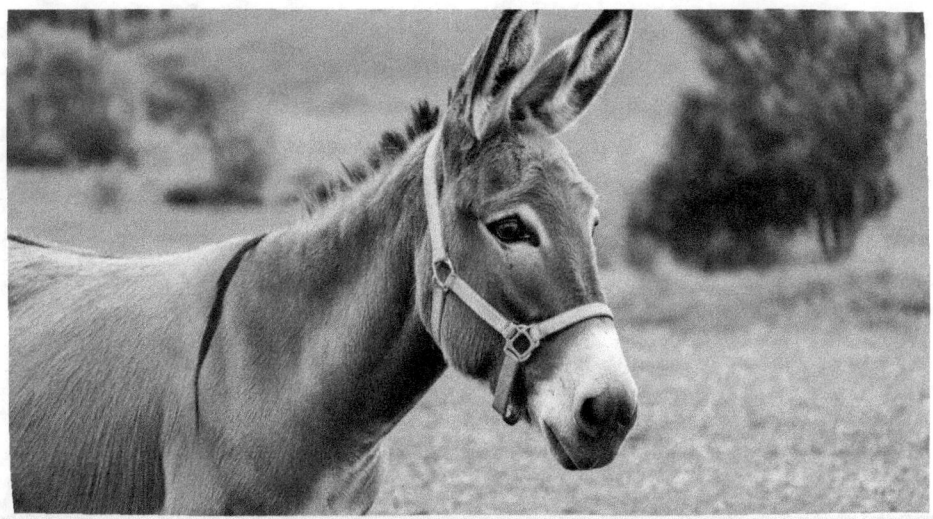

1. Dieses Tier ist nicht beliebt und im Sommer häufig lästig.

2. Es schmeckt nicht mit dem Mund, sondern mit den Beinen.

3. Es reibt seine Beinpaare mehrmals in der Minute aneinander, um sie sauber zu halten.

4. Dieses Tier kann viele Krankheiten übertragen.

5. Für den Menschen gefährlich ist es, wenn dieses Tier auf das Essen fliegt und sich zuvor auf Kühen, Schweinen, Mist oder Abfällen aufgehalten hat.

6. Ein Kleidungsstück, das als Ersatz für eine Krawatte genutzt wird, trägt den Namen dieses Tieres.

7. Das Leben dieses Tieres ist meistens sehr kurz. Manche Artgenossen leben nur einen Tag oder wenige Stunden. Diese Art heißt: „Eintags……"

Antwort: Fliege

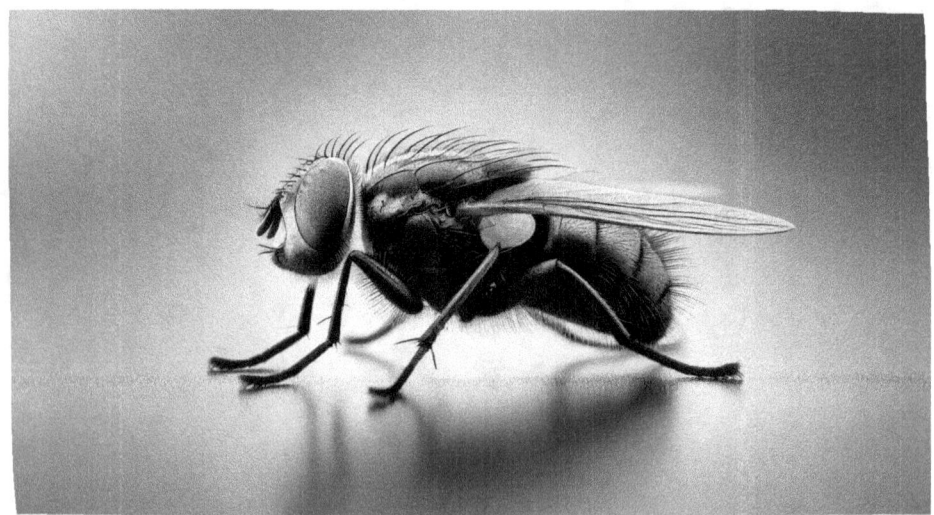

1. Dieses Tier frisst hauptsächlich Fleisch.

2. Dieses Tier hat ein Fell, das viele verschiedene Farben haben kann.

3. Bei manchen Tieren ist das Fell kurz und borstig, bei anderen ist es lang und weich.

4. Einige dieser Tiere gehen regelmäßig zum Friseur.

5. Es gehört zu den beliebtesten Haustieren.

6. Es ist der beste Freund des Menschen.

7. Bekannte Rassen sind Pudel, Dackel und Schäferhund.

Antwort: Hund

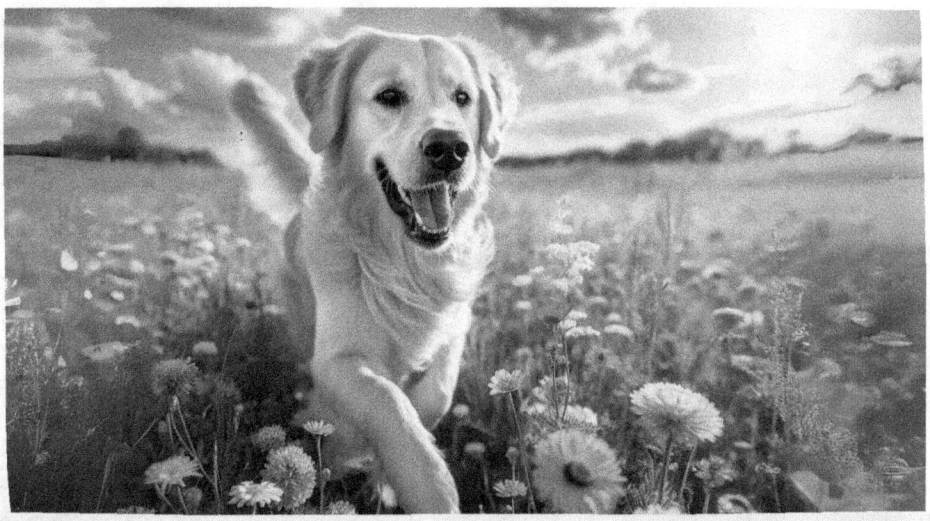

1. Es ist ein beliebtes Haustier und pflanzt sich schnell und einfach fort.

2. Es kann bei artgerechter Haltung bis zu 30 Jahre alt werden.

3. Es ist pflegeleicht und braucht viel Platz und Wasser.

4. In der freien Natur hat dieses Tier aufgrund seiner auffälligen Farbe keine Überlebenschance, da es leichte Beute für Vögel und große Fische ist.

5. Am häufigsten ist dieses Tier im Gartenteich anzutreffen. Kleinere Arten leben auch im Aquarium.

6. Im Gartenteich ist es eine bevorzugte Beute von Katzen und Reihern.

7. Es ist einer der beliebtesten Zierfische.

Antwort: Goldfisch

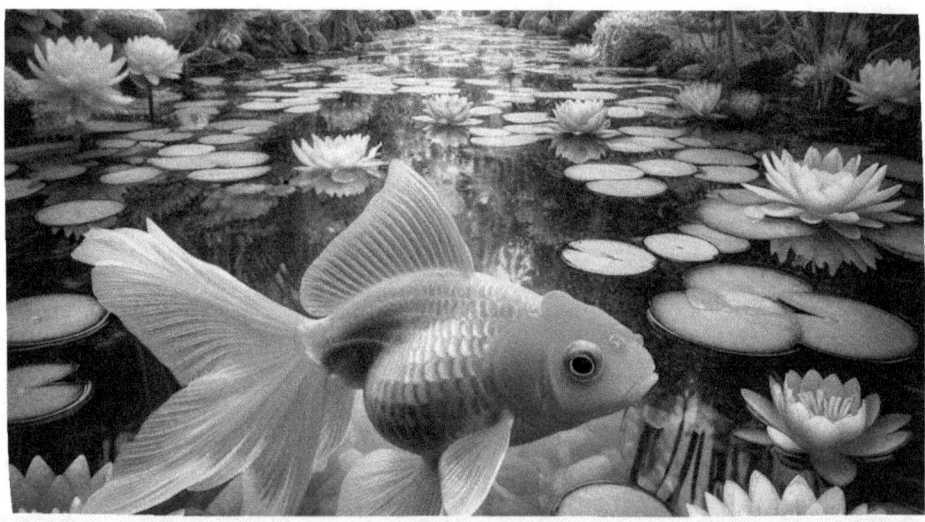

1. Dieses Tier lebt in Wassernähe.

2. In der freien Natur zieht es im Herbst in den wärmeren Süden.

3. Kinder baden gerne mit diesem Tier.

4. Es produziert Fett, um sein Federkleid einzufetten und dieses wasserabweisend zu machen.

5. Es wird auch als Nutztier gehalten, um die Federn, Eier und das Fleisch zu verwerten.

6. Es ist mit Gänsen und Schwänen verwandt.

7. Das Männchen heißt Erpel.

8. Es hat einen breiten Schnabel und quakt.

Antwort: Ente

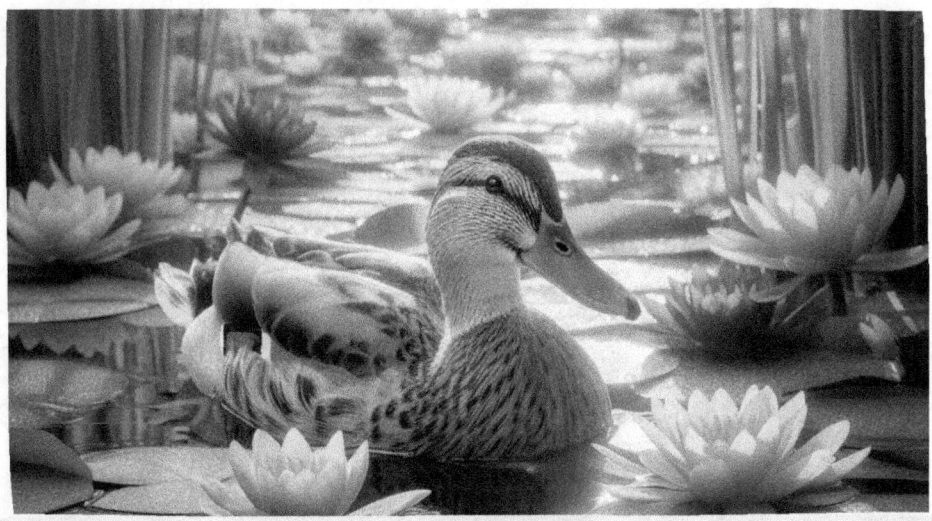

1. Die meisten Menschen mögen dieses Tier nicht.

2. Beim Nestbau orientiert es sich am Magnetfeld der Erde.

3. Je nach Art baut es Erdnester oder hängende Nester in Bäumen, Rollladenkästen oder an Hauswänden.

4. Die Nester bestehen aus zerkautem Holz und sehen aus wie dünnes Papier.

5. Im Gegensatz zur Biene kann dieses Tier beliebig oft zustechen.

6. Es ist gelb-schwarz gestreift und wird oft mit einer Biene verwechselt.

Antwort: Wespe

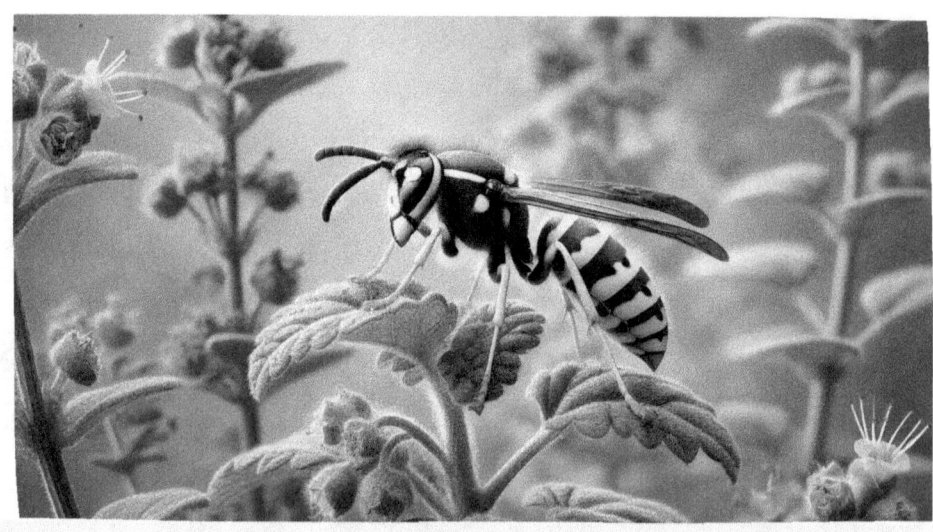

1. Dieses Tier ist mit dem Hund verwandt.

2. Es frisst Hühner, Gänse, Enten, Hasen, Rehe und Obst.

3. Es lebt in unterirdischen Bauten in der freien Natur.

4. Zunehmend trifft man es auch in Städten, wo es sich aus Abfalleimern ernährt.

5. Sein Fell war früher als Pelzkragen sehr begehrt.

6. Je nach Art hat es unterschiedliche Fellfarben. Bei uns ist es rothaarig, der Bauch und die Pfoten sind häufig weiß.

7. In einem bekannten Kinderlied hat es eine Gans gestohlen und gibt sie nicht mehr her.

Antwort: Fuchs

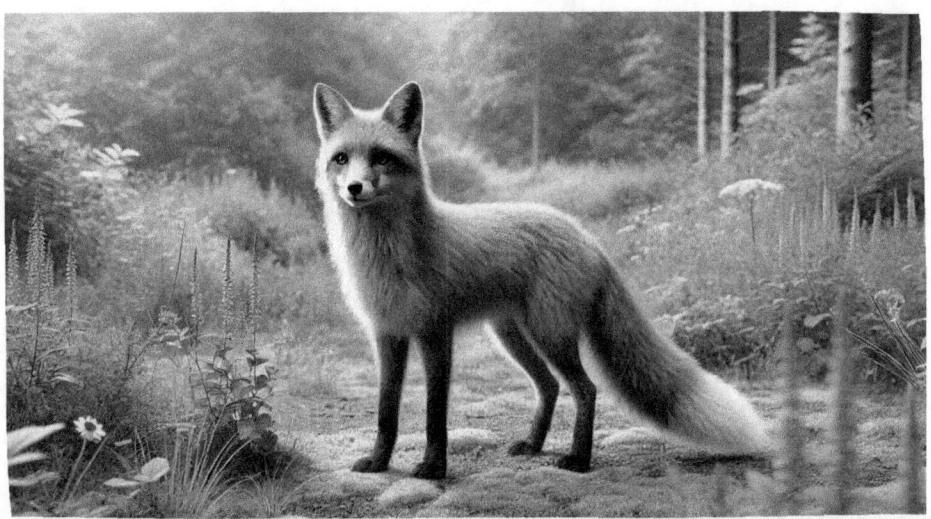

1. Dieses Tier ist nachtaktiv und macht nachts reichlich Lärm.

2. Es badet am liebsten in Sand.

3. Es ist ein putziger Nager und eng mit Mäusen verwandt.

4. Es ist farbenblind und kann nur bis zu 15 cm weit sehen.

5. Es ist eines der beliebtesten Haustiere, besonders in der Farbe Gold.

6. Es braucht viel Bewegung, deswegen hat es in seinem Stall immer ein Laufrad.

7. Sein markantes Markenzeichen sind die großen Backentaschen, mit denen es „hamstert".

Antwort: Hamster

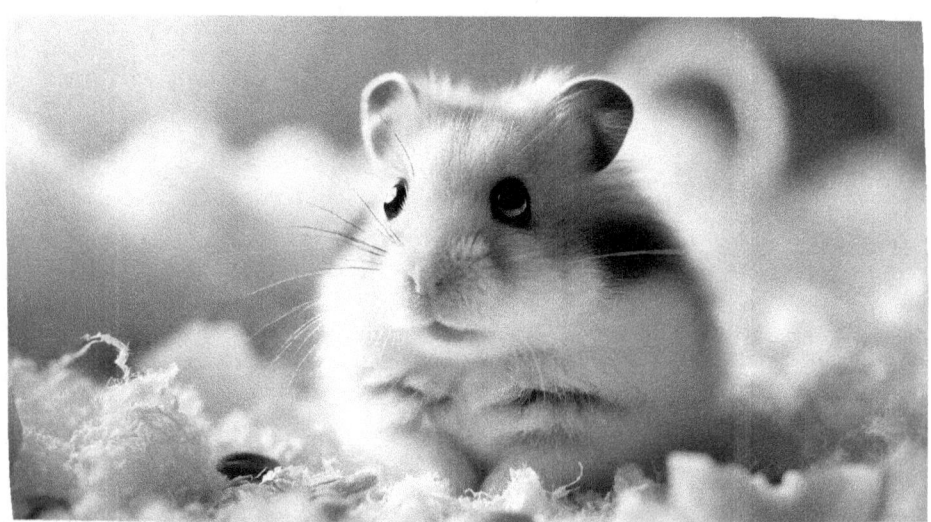

1. Man bekommt dieses Tier nur sehr selten zu Gesicht. Eher hört man es als dass man es sehen kann.

2. Außer in der Antarktis ist es überall in der Welt anzutreffen. In Deutschland ist seine Existenz stark gefährdet.

3. Es ist ein Fleischfresser und ernährt sich von Vögeln, Kaninchen, Mäusen und Insekten.

4. Es benötigt ein großflächiges Jagdrevier, jagt nachts und schläft tagsüber.

5. Es kann seine Augen nicht bewegen, aber dafür den Kopf um 270 Grad drehen, um für die Jagd gewappnet zu sein.

6. Da das Aussehen an einen Menschen mit Brille erinnert, sieht man dieses Tier auf Bildern häufig mit einer Brille.

7. In der Geschichte galt diese Vogelart als Unglücksbote. Ihr Ruf sollte den nahen Tod eines Menschen voraussagen.

Antwort: Eule

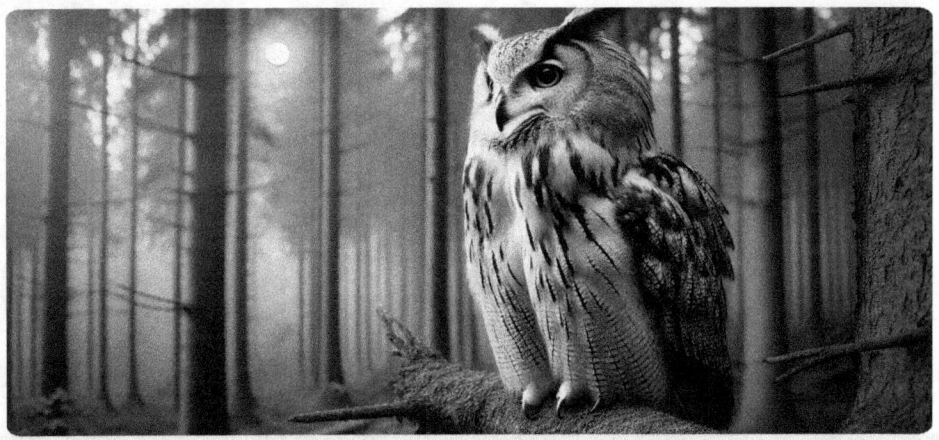

1. Dieses Tier gehört zu den Insekten.

2. Es wird bis zu 1 Jahr alt; nur die wenigsten Arten überleben den Winter.

3. Vögel und Spinnen sind der größte Feind.

4. Das markanteste Merkmal sind seine farbenprächtigen Flügel.

5. Die Flügelspannweite beträgt bei der heimischen Art ca. 10 cm.

6. Bevor dieses Tier entsteht, ist es zunächst eine Raupe.

Antwort: Schmetterling

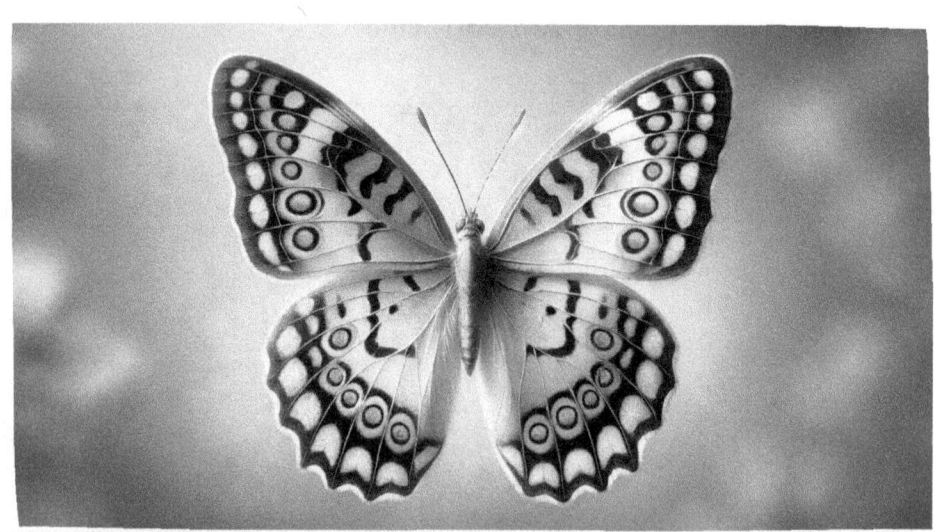

1. Dieses Tier gehört zu den ältesten Reptilien der Welt und überlebte sogar die Dinosaurier.

2. Je nach Art kann das Tier über 100 Jahre alt werden.

3. Die Zähne erneuern sich von selbst. Sobald ein Zahn ausfällt, wächst ein neuer nach.

4. Die meisten Menschen haben Angst vor diesem Tier, denn es ist sehr gefährlich.

5. Bevor das Tier seine Beute frisst, ertränkt es diese im Wasser.

6. Die Jagd nach diesem Tier ist verboten, aber früher wurden aus dem Leder Schuhe, Handtaschen und Gürtel gefertigt.

7. Es gehört zu den bekanntesten Tieren in Australien.

8. Tränen wurden nach diesem Tier benannt.

Antwort: Krokodil

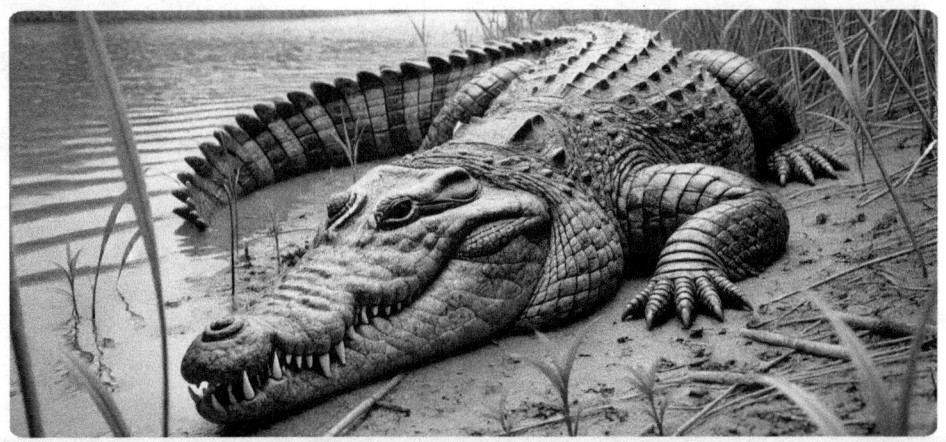

1. Dieses Tier wird ungefähr 4 Kilogramm schwer und 50 Zentimeter lang.

2. Es kann bis zu 20 Jahre alt werden.

3. Die Farbe des Fells hat meistens mehrere Farben.

4. Es gehört zu den beliebtesten Haustieren, aber verträgt sich meistens nicht mit Hunden.

5. Das gesuchte Tier ist bekannt für seinen Buckel.

6. Es ist ein gern gesehener Gast auf Bauernhöfen, weil es Mäuse jagt.

7. Überquert ein schwarzer Artgenosse eine Straße, soll das Unglück bringen.

Antwort: Katze

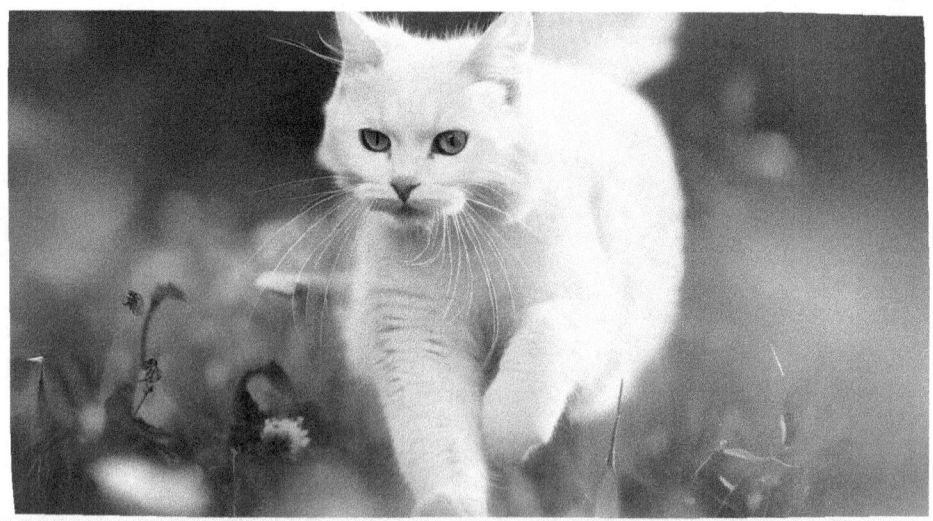

1. Dieses Tier ernährt sich von Regenwürmern und Insekten.

2. Tagsüber schläft es in einem selbst gebauten Nest.

3. In der kalten Jahreszeit findet es zu wenig Nahrung und hält dann Winterschlaf.

4. Wenn es die Gegend erkundet, hört man es schnaufen.

5. Gelegentlich trifft man dieses Tier im eigenen Garten an.

6. Wenn Gefahr droht, faucht und keift es oder benutzt seine bis zu 8.000 Stacheln.

7. Um sich zu schützen, rollt es sich ein und sieht aus wie eine stachelige Kugel.

Antwort: Igel

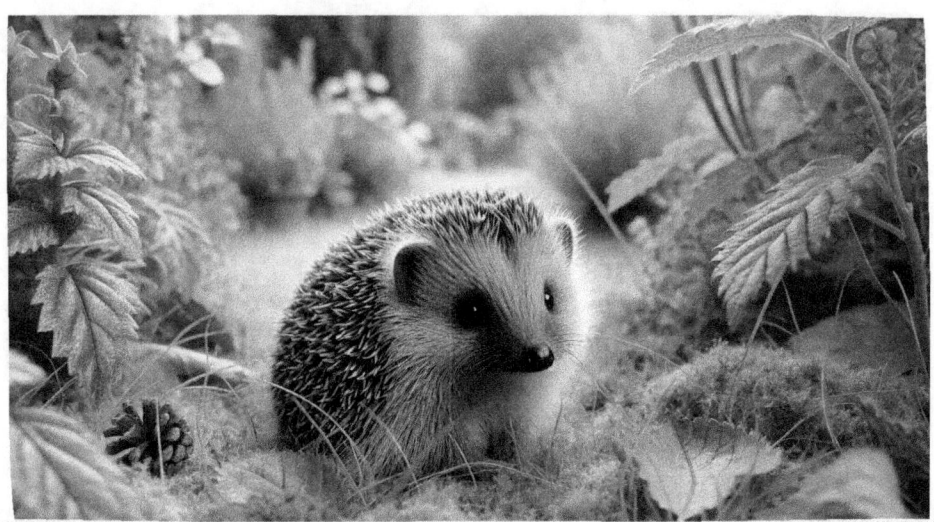

1. Mit einem einzigen Tritt kann dieses Tier einen Löwen töten.

2. Männliche Tiere leben als Einzelgänger, Weibchen leben in Herden von bis zu 30 Tieren.

3. Das Fellmuster dieses Tieres ist sehr auffällig.

4. Ein Neugeborenes kommt mit fast 50 kg zur Welt und fällt aus einer Höhe von 2 Metern zu Boden.

5. Es ernährt sich vegetarisch und das besonders mit Blättern aus hohen Baumkronen.

6. Sein Hals ist ca. 2 Meter lang und ist das markanteste Merkmal dieses Tieres.

Antwort: Giraffe

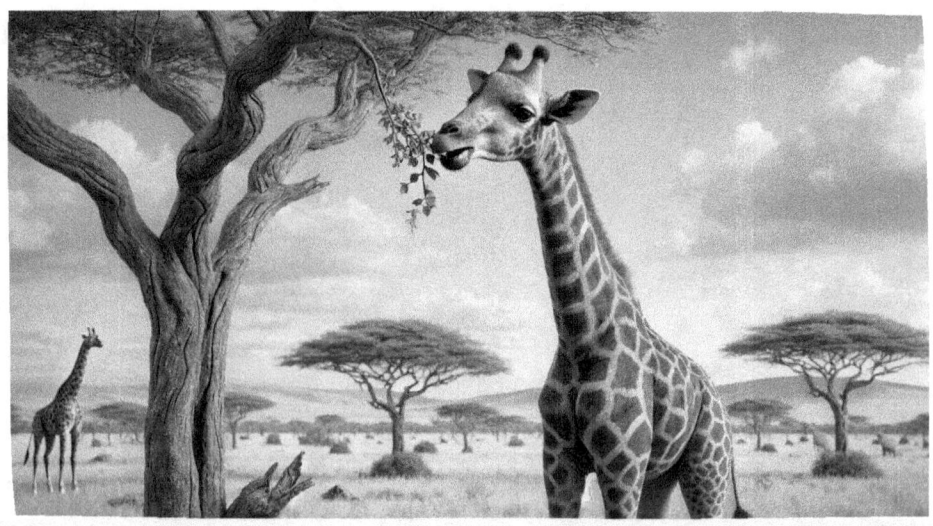

1. Dieses Tier kommt weltweit vor. Es gibt ca. 10.000 verschiedene Arten.

2. Es lebt in einem großen Staatenbund. Dieser besteht aus einigen hundert bis mehreren Millionen Mitgliedern.

3. Männliche Mitglieder dienen ausschließlich der Paarung mit der Königin. Die Arbeiten im Staat verrichten die weiblichen Mitglieder.

4. Artgenossen werden als Sklaven gehalten.

5. Dieses Tier kann das bis zu 100-fache seines Eigengewichts transportieren. Vergleicht man das mit einem Menschen, so müsste dieser bei einem Körpergewicht von 70 kg eine Last von 7.000 kg stemmen.

6. Es dringt gerne in die Küche oder ins Badezimmer ein und kann dort sehr lästig werden.

7. Dieses Tier gilt als fleißig, man sagt auch: „Fleißig wie eine A….."

Antwort: Ameise

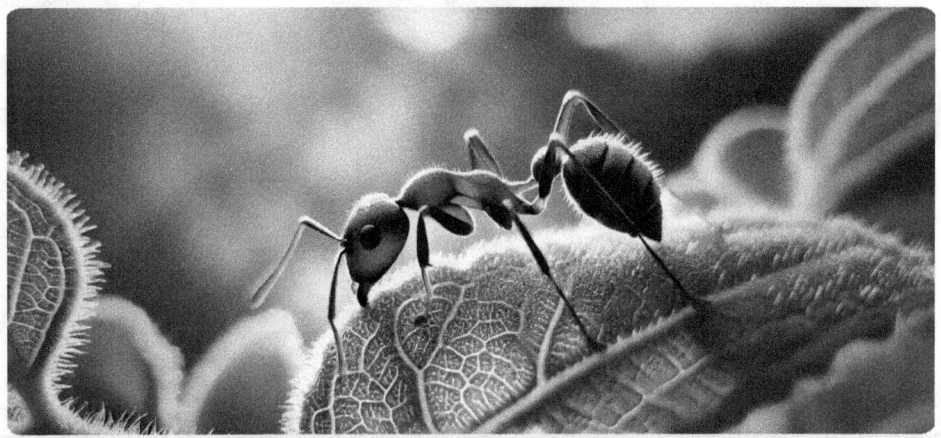

1. Dieses Tier ist eines der beliebtesten Haustiere.

2. Es kann seinen Kopf um 180 Grad drehen.

3. Ursprünglich stammt es aus Australien, wo es auch heute noch in großen Schwärmen in freier Wildnis lebt.

4. Es ernährt sich hauptsächlich von Samen und Körnern.

5. Es verständigt sich mit 11 verschiedenen Lauten, am bekanntesten ist das Trillern.

6. Sein Gefieder hat eine grün-gelbliche oder blau-weiße Färbung.

7. Häufig heißt es Hansi oder Bubi und lebt in heimischen Wohnzimmern in einem Vogelkäfig.

Antwort: Wellensittich

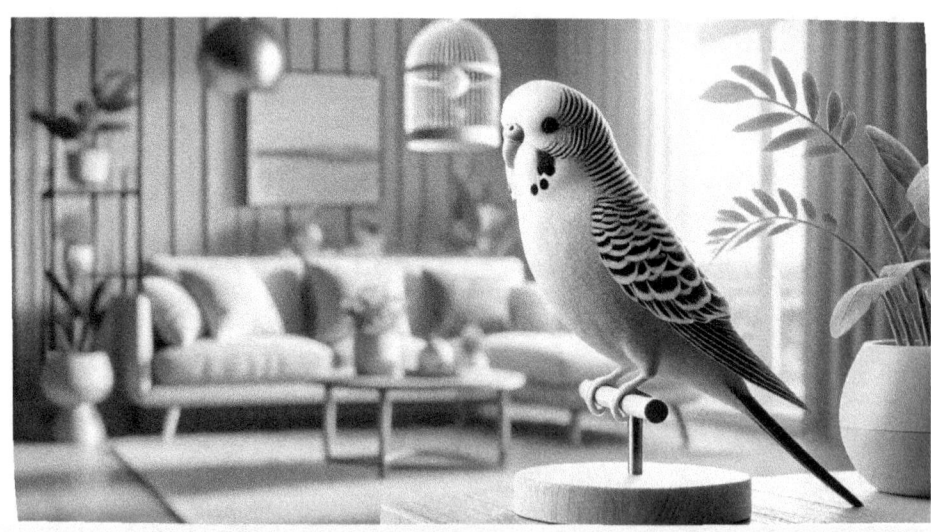

1. Vor diesem Tier haben viele Menschen Angst oder empfinden Ekel.

2. Mit Ausnahme von extrem kalten Gegenden ist dieses Tier weltweit anzutreffen.

3. Je nach Art kann es sehr giftig sein oder sein Opfer durch Würgen umbringen.

4. Es verschlingt seine Beute am Stück. Eine Mahlzeit reicht oft wochenlang aus.

5. Die Zähne sind nicht zum Kauen vorgesehen, sondern zum Festhalten oder direkten Töten der Beute durch Gift.

6. Dieses Tier spielte schon in der Geschichte von Adam und Eva eine wichtige Rolle.

7. Es hat einen langen sehr dünnen Körper und keine Beine. Es bewegt sich durch Schlängeln fort.

Antwort: Schlange

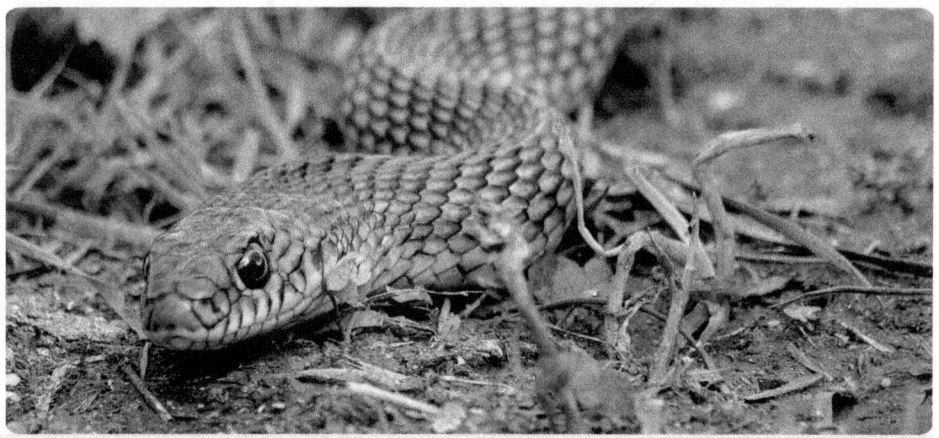

1. Ab Herbst macht sich dieses Tier auf die Reise in wärmere Regionen, um dort zu überwintern.

2. Dieses Tier und auch dessen Nachkommen lernen die leiblichen Eltern nie kennen.

3. Die Aufzucht der Jungen überlässt es anderen Tieren, indem es seine Eier in fremde Nester legt.

4. Es ernährt sich am liebsten von haarigen Schmetterlingsraupen.

5. Optisch erinnert es an eine Taube.

6. Es hat seinen Namen von dem Ruf, den es von sich gibt.

7. Eine bekannte Wanduhr ist nach diesem Tier benannt. Zu jeder vollen Stunde tritt es aus einer Klappe hervor und ruft „K………"

Antwort: Kuckuck

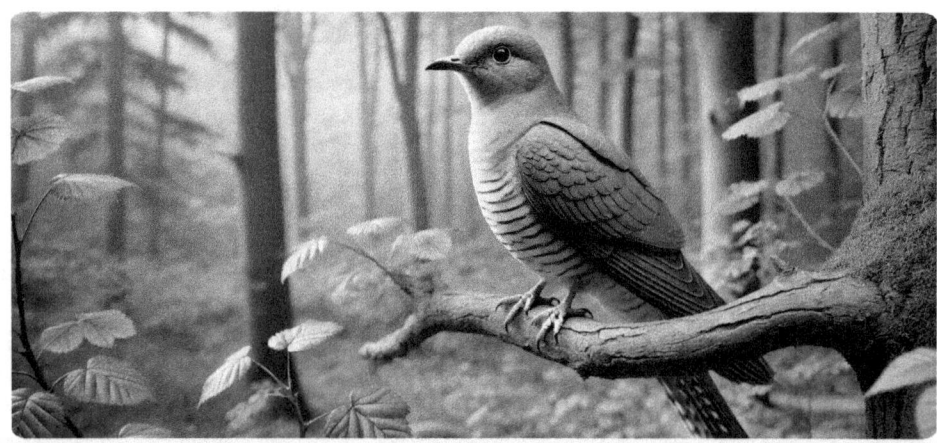

1. Dieses Tier gehört zu den Wiederkäuern. Dabei wird gefressene Nahrung mehrmals hochgewürgt und im Mund erneut gekaut.

2. Es kaut jeden Tag 30.000-mal.

3. Es produziert täglich 300 Liter Methan.

4. Es kann Treppen hinauf, aber nicht hinab laufen.

5. In Indien ist es ein heiliges Tier.

6. Bei uns lebt es auf Bauernhöfen und ist ein wichtiges Nutztier für Milch, Fleisch und Leder.

7. Ein bekanntes Kinderspiel ist nach ihm benannt und heißt „Blinde …".

8. Das Neugeborene heißt Kalb.

Antwort: Kuh

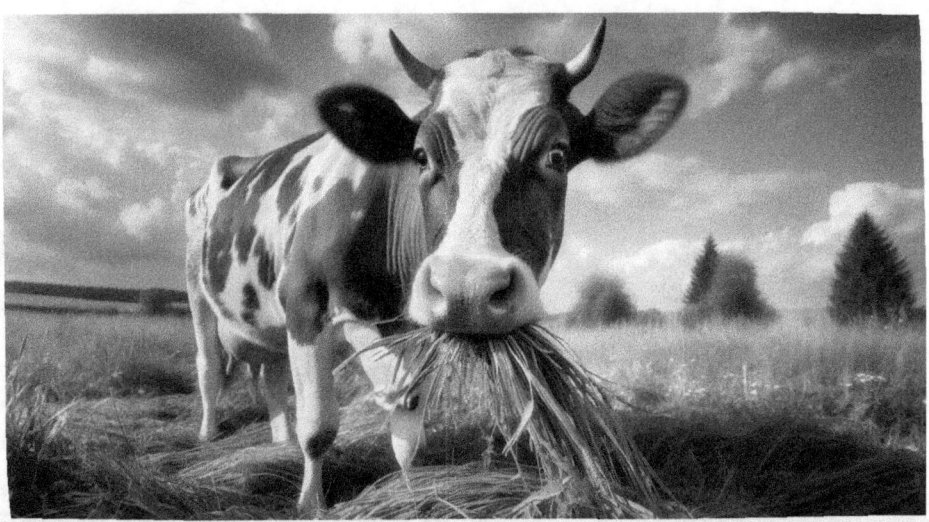

1. Dieses Tier kann fliegen und gehört zu den Käfern.

2. Es frisst täglich mehr als 100 Blattläuse.

3. Es lebt in Grünanlagen, Gärten, auf Wiesen und manchmal auch in Häusern.

4. Im Winter versammelt es sich mit vielen Artgenossen und überwintert in Blätterhaufen, Felsspalten, Baumrinden und Steinen, gelegentlich auch in Fensterrahmen.

5. Meistens ist dieses Tier rot, es gibt aber auch Artgenossen in braun, gelb, schwarz oder orange.

6. Denkt man an dieses Tier, fällt einem der rote halbkugelige Körper mit schwarzen Punkten ein.

Antwort: Marienkäfer

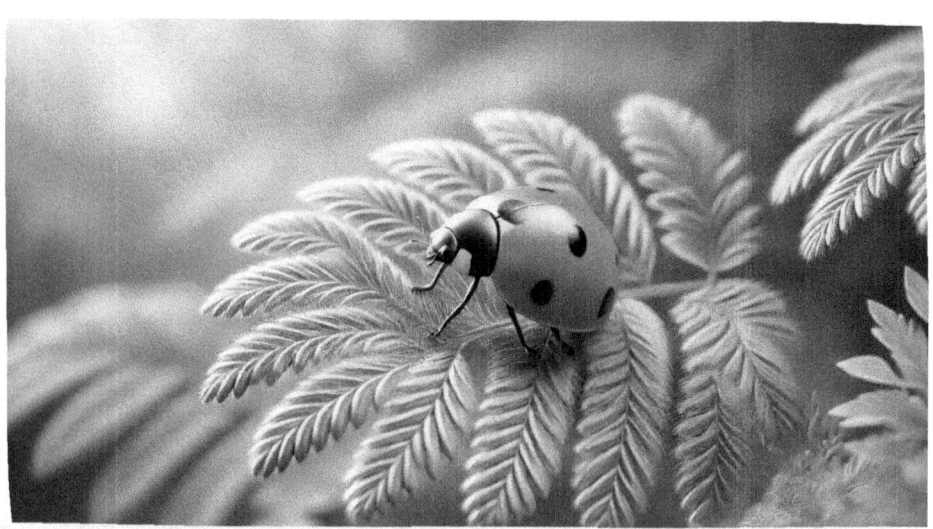

1. Dieses Tier ist ein Fleischfresser und ernährt sich von Fröschen, Fischen, Regenwürmern, Eidechsen, Schlangen, Mäusen und Ratten.

2. Im Herbst verlässt es Europa und überwintert in wärmeren Regionen.

3. Das Tier verständigt sich mit seinen Artgenossen durch lautes Klappern mit dem Schnabel.

4. Es nistet gerne auf Schornsteinen oder Hausdächern.

5. Wenn dieses Tier auf einem Haus nistet, soll es dem Hausbewohner Glück bringen.

6. Es hat lange rote Beine und weiße Flügel mit schwarzen Spitzen.

7. Es überbringt Neugeborene, indem es diese an seinen langen roten Schnabel hängt.

Antwort: Storch

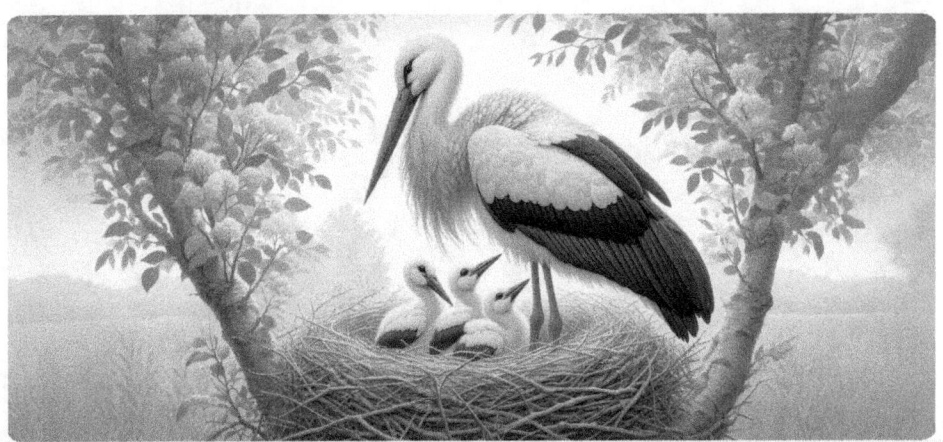

1. Dieses Tier verbringt täglich bis zu 10 Stunden mit Fressen.

2. Es hat einen großen kräftigen Schwanz, der das ganze Körpergewicht tragen kann.

3. Es bewegt sich durch Hüpfen und Springen fort. Je nach Art kann es 3 Meter hoch und 9 Meter weit springen.

4. Die Geschwindigkeit kann bis zu 50 km pro Stunde erreichen.

5. Es lebt fast nur in Australien und ist auch auf dessen Wappen.

6. Es ist das bekannteste Beuteltier und trägt seine Jungen bis zu 10 Monate lang im Beutel herum.

Antwort: Känguru

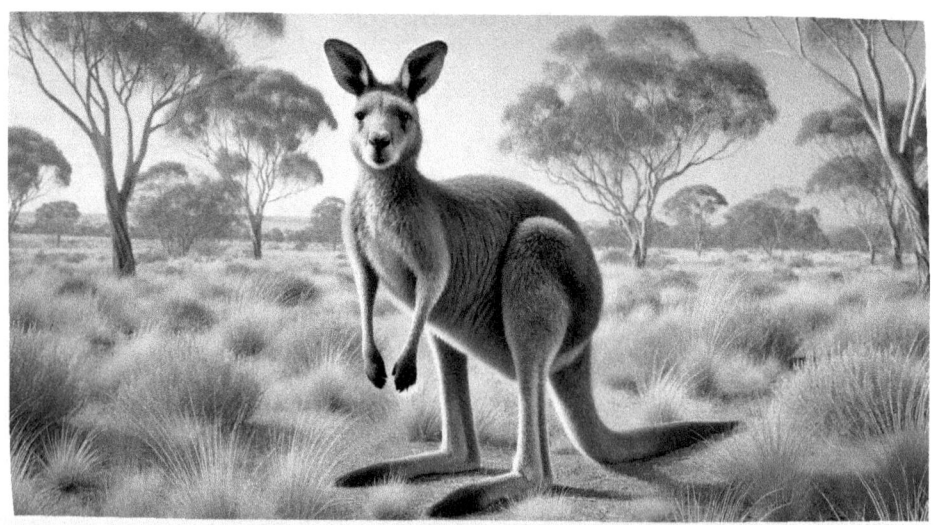

1. Dieses Tier gehört zu den ältesten Haustieren der Welt.

2. Es lebt gerne in einer großen Herde.

3. Das Fell ist dicht und lockig und muss regelmäßig gestutzt werden.

4. Am liebsten frisst es Grünzeug auf einer saftigen Wiese.

5. Männliche Tiere können bis zu 160 Kilogramm schwer werden.

6. Die meisten Tiere sind weiß, manche braun, nur selten gibt es sie auch in schwarz.

7. Wolken werden nach dem gesuchten Tier benannt.

8. Wenn man nicht schlafen kann, zählt man dieses Tier.

9. Es liefert den Menschen Wolle, Milch und Fleisch.

Antwort: Schaf

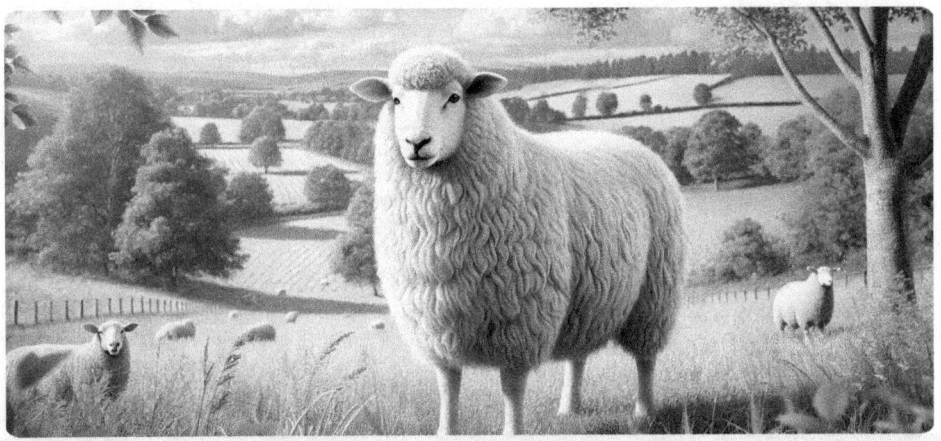

1. Dieses Tier gilt als ein Symbol für Unsterblichkeit, Kraft, Mut und Weitblick.

2. Je nach Art und Vorkommen fängt dieses Tier Hasen, Murmeltiere, Rehe, Hirsche, Steinböcke, Vögel oder Fische.

3. Sein Nest baut es in Felsen oder großen alten Bäumen. Das Nest wird auch Horst genannt und wird oft viele Jahre lang genutzt.

4. Nicht selten wird ein jüngeres Geschwisterkind von einem älteren getötet.

5. Dieses Tier ist der König der Lüfte. Es greift und tötet seine Beute im Flug mithilfe seiner kräftigen Krallen.

6. Es ist das Wappentier der Bundesrepublik Deutschland.

7. Ein altes Sprichwort sagt: „Man hat Augen wie ein …"

Antwort: Adler

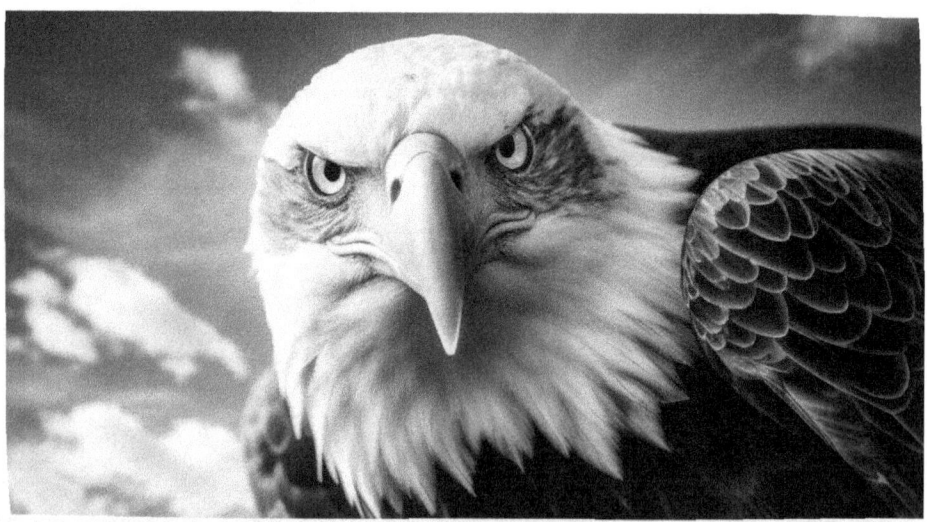

1. Dieses Tier hat hellbraunes bis ockerbraunes Fell.

2. Es lebt in einem Rudel mit bis zu 18 Weibchen und wird von einem Männchen angeführt.

3. Während das Männchen den Nachwuchs beschützt und das Revier markiert, gehen die Weibchen auf die Jagd.

4. Das Gebrüll dieses Tieres ist auf eine Entfernung von fast 5 Kilometern zu hören.

5. Es ist die zweitgrößte Großkatze der Welt.

6. Das Männchen trägt eine markante Kopfmähne.

7. Bei einem Menschen mit üppiger Haarpracht sagt man auch: „Der hat eine …..mähne".

Antwort: Löwe

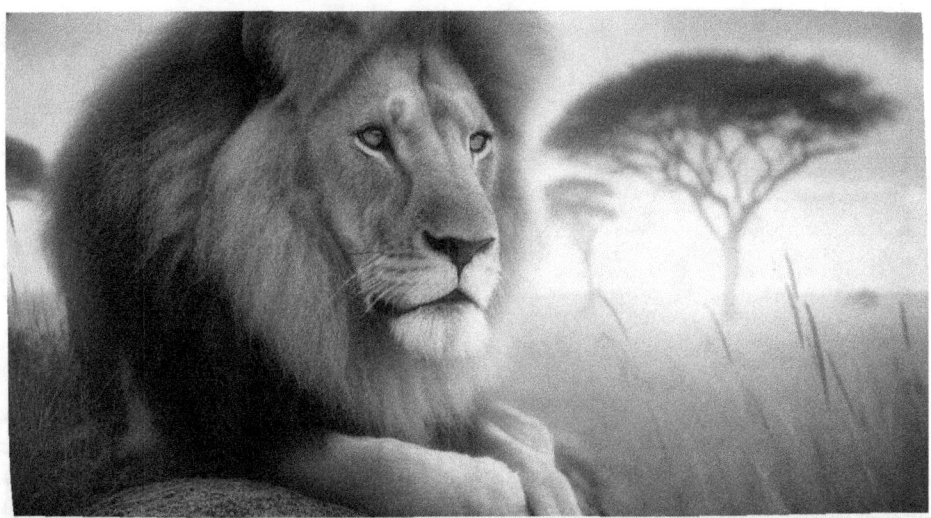

1. Dieses Tier sieht von vorne und hinten gleich aus.

2. Es ist gleichzeitig Männchen und Weibchen und somit ein Zwitter.

3. Im Winter hält es Winterschlaf und kringelt sich wie eine Spirale zusammen.

4. Es wird von Vögeln, Maulwürfen und Fischen gefressen.

5. Mithilfe von Borsten kann es vorwärts und rückwärts kriechen.

6. Man findet es hauptsächlich im Erdboden. Nach dem Regen sind die Wiesen voll mit diesen Tieren.

Antwort: Regenwurm

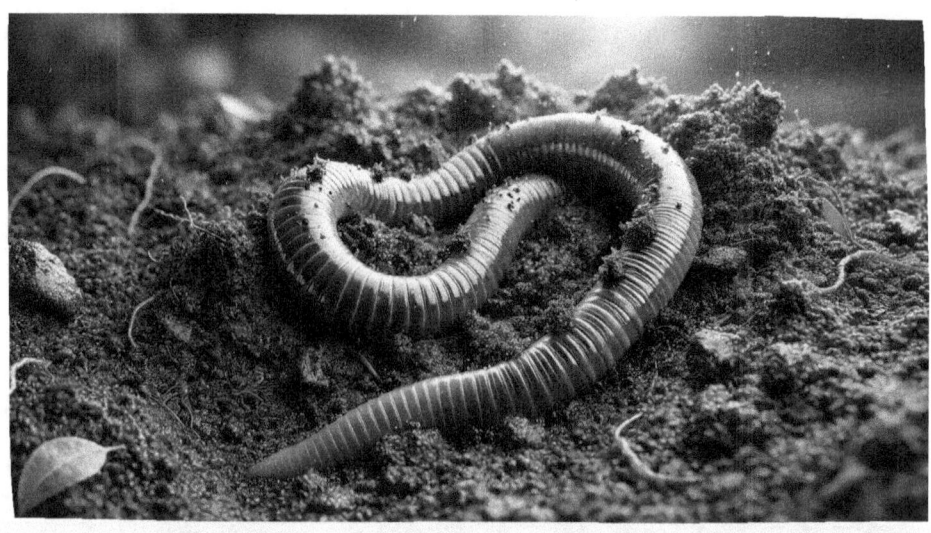

1. Dieses Tier existierte schon vor 200 Millionen Jahren und lebte gleichzeitig mit den Dinosauriern.

2. Je nach Art lebt es an Land oder im Wasser.

3. Es kann 200 Jahre und noch älter werden.

4. Im Winter hält es eine Winterstarre und isst während dieser Zeit nichts.

5. Es hat keine Zähne, sondern kräftige Kauleisten.

6. Zur Eiablage kehrt es an den Ort zurück, an dem es selbst geschlüpft ist.

7. Je nach Art kann es seinen Kopf und die Beine in einen Panzer einziehen.

Antwort: Schildkröte

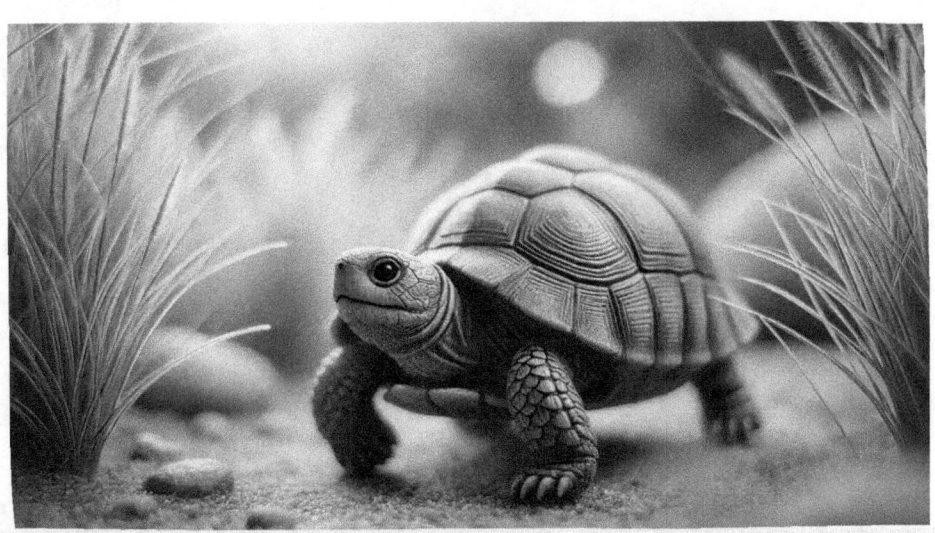

1. Dieses Tier benötigt ständig Nahrung. Schon 2 Tage ohne Essen überlebt es nicht.

2. Seine Nase sieht aus wie ein kleiner Schweinerüssel und ist sehr geruchsempfindlich.

3. Es lebt die meiste Zeit seines Lebens unter der Erde. Hier buddelt es unterirdische Gänge.

4. Am liebsten gräbt es dort, wo es guten Mutterboden gibt.

5. Die Vorderpfoten sind sehr groß und werden auch als Grabschaufeln bezeichnet.

6. Hobbygärtner sehen dieses Tier in ihrem Garten nicht gern, weil es im Sommer Erdhügel auf der Wiese hinterlässt.

7. Ein einziges dieser Tiere kann täglich bis zu 20 Erdhügel buddeln.

Antwort: Maulwurf

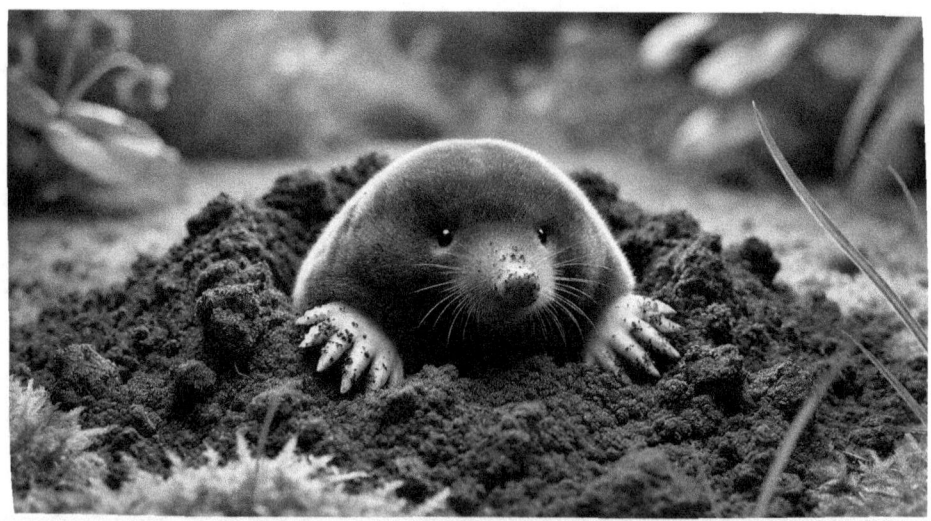

1. Seine größten Feinde sind Katzen, Füchse, Marder, Schlangen und Eulen.

2. Oberhalb der Schnauze hat es Tasthaare. Damit orientiert es sich und kann Luftveränderungen wahrnehmen.

3. Manchmal gelangt dieses Tier in den Keller. Hier wird es mit Käse in Fallen angelockt.

4. Es hat einen langen Schwanz.

5. Seine Fellfarbe ist meistens grau.

6. Sein Name wird gerne als Kosenamen für Kinder und junge Frauen verwendet.

Antwort: Maus

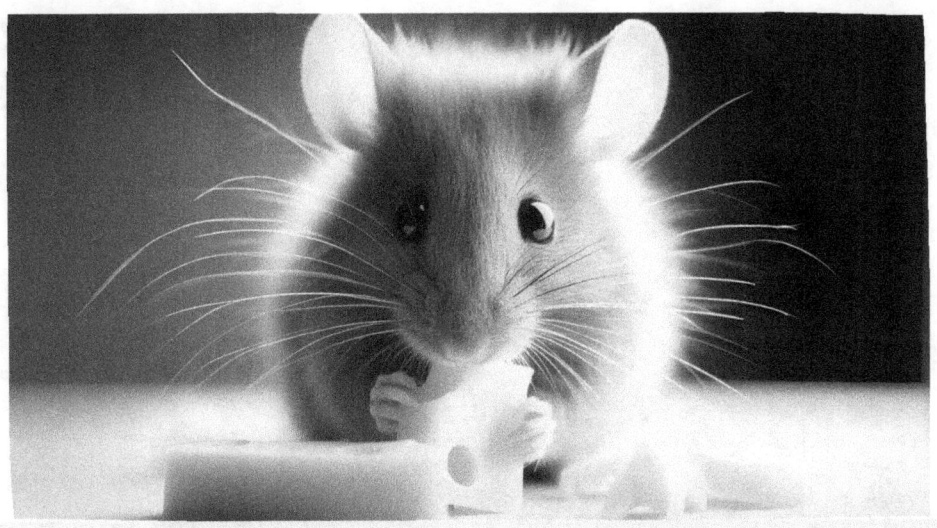

1. Dieses Tier hat einen ähnlich gut ausgeprägten Geruchssinn wie ein Hund.

2. Es kann nicht schwitzen. Zur Abkühlung geht es in den Schatten oder wälzt sich im Schlamm.

3. Aus seinen borstigen Haaren werden Pinsel hergestellt.

4. Es gibt zahlreiche Schimpfwörter, die sich auf dieses Tier beziehen.

5. Als Jungtier heißt es Ferkel.

6. Es soll Glück bringen und wird an Silvester in Form von Marzipan verschenkt.

7. Nicht ohne Grund sagt man in einem Glücksfall auch häufig „Sch…. gehabt".

Antwort: Schwein

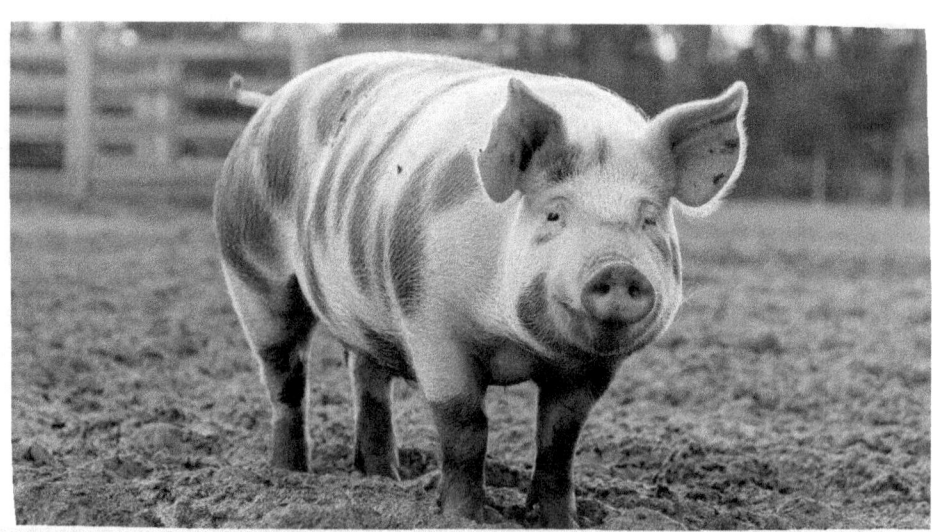

1. Dieses Tier ist sehr klein und unbeliebt.

2. In Mitteleuropa gibt es davon ca. 100 verschiedene Arten.

3. Es kommt hauptsächlich im Sommer zum Vorschein.

4. Nachts kann es einem den Schlaf rauben.

5. Die Weibchen ernähren sich von Blut von Säugetieren.

6. Es kann fliegen und gehört zu den Insekten.

7. Manche Menschen ziehen diese Tiere besonders an und sind im Sommer übersät von Stichen.

8. Ein bekanntes Sprichwort heißt: „Aus einer ... einen Elefanten machen".

Antwort: Mücke

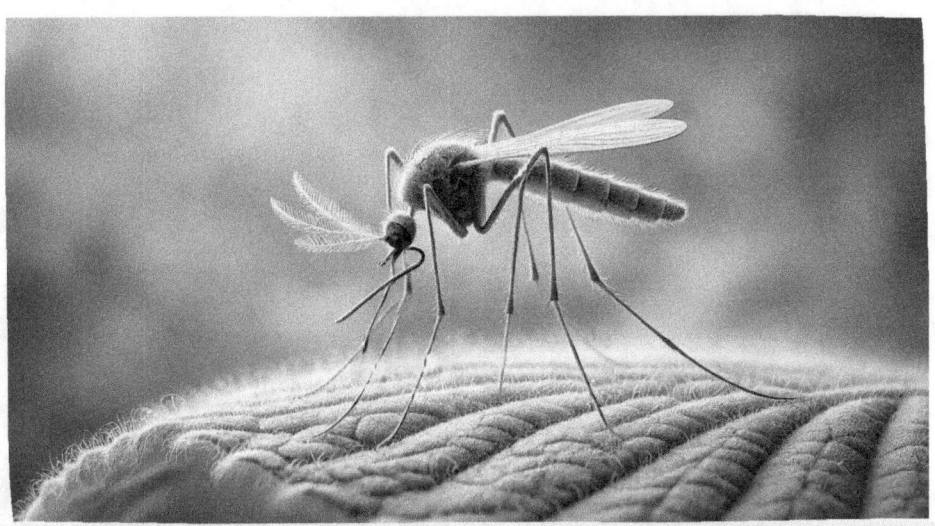

1. Dieses Tier wirkt sehr elegant.

2. Es ernährt sich hauptsächlich von Wasserpflanzen vom Gewässergrund.

3. Das Gefieder ist ganz weiß oder schwarz, oder eine Mischung aus weiß und schwarz.

4. Die Flügelspannweite kann bis zu 2,40 Meter betragen.

5. Paare binden sich für das ganze Leben, nur extrem selten kommt es zu Trennungen.

6. In Münster hatte sich vor einigen Jahren eines dieser Tiere in ein Tretboot verliebt.

7. Das Tier hat einen sehr langen Hals und einen roten Schnabel.

Antwort: Schwan

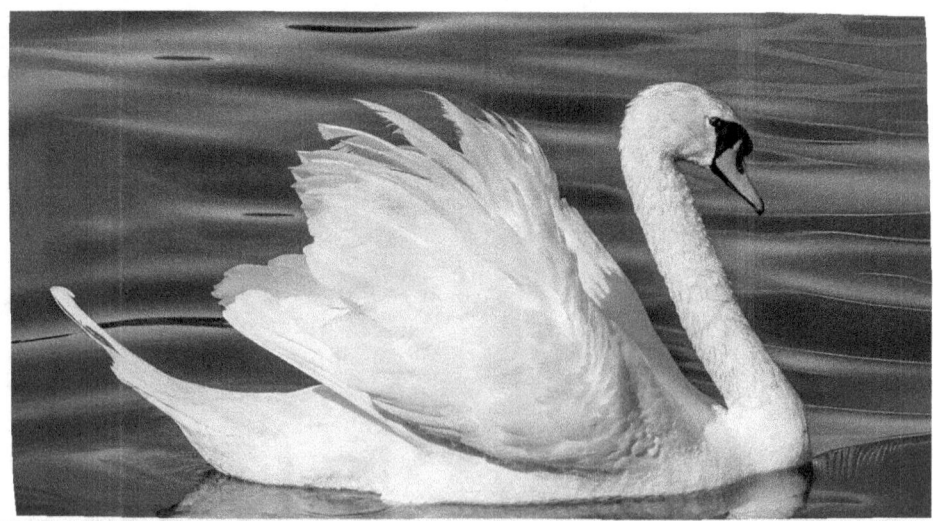

1. Dieses Tier ist ein Wildtier und lebt in Afrika.

2. Sein Hauptfeind ist der Löwe.

3. Es lebt in Gruppen und erkennt seine Mitglieder an der Stimme, am Geruch und am Fellmuster.

4. Es sieht aus wie ein Pferd und ist mit ihm verwandt.

5. Eine Straßenüberquerung für Fußgänger ist nach ihm benannt.

6. Es hat schwarze und weiße Streifen. Nicht nur das Fell, sondern auch die Haut und der Schwanz sind gestreift.

Antwort: Zebra

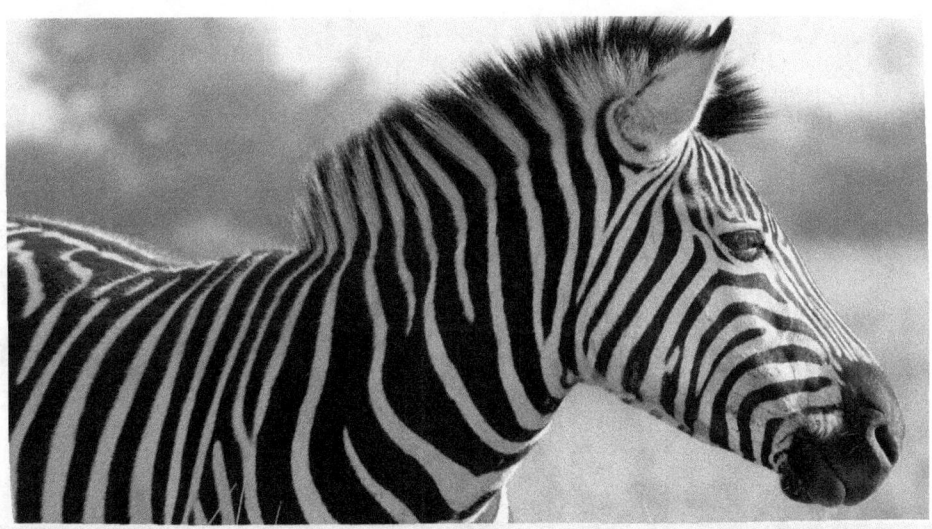

1. Dieses Tier ernährt sich von Kaninchen, Hirschen, Wildschweinen, Rindern und Schafen.

2. Es lebt in Rudeln, die meistens aus den Eltern und Jungtieren bestehen.

3. Die Ohren sind sehr beweglich, sodass es seine Artgenossen auf eine Entfernung von fast 10 Metern hören kann.

4. In Deutschland war es viele Jahre lang ausgestorben, aber nun kehrt es wieder zurück.

5. Alle Hunderassen stammen von diesem Tier ab.

6. Es spielt im Märchen Rotkäppchen eine wichtige Rolle.

Antwort: Wolf

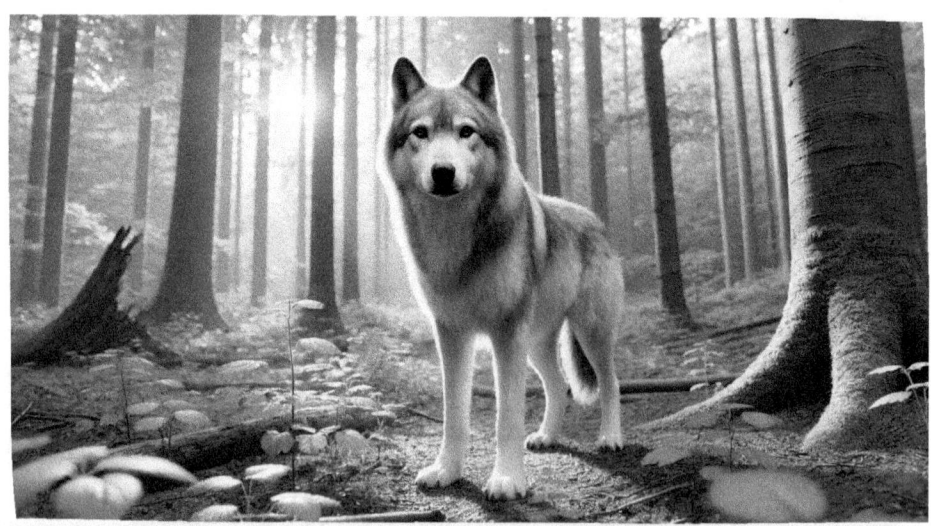

1. Dieses Tier hat sich aus Dinosauriern entwickelt und kann fliegen.

2. Es gibt 9.000 verschiedene Arten.

3. Die Füße sind immer kalt.

4. Das gesuchte Tier kann über Eis laufen ohne mit den Füßen festzufrieren.

5. Es lebt in Bäumen und auf dem Boden.

6. Es legt Eier in sein Nest.

7. Es ist je nach Art ein beliebtes Haustier. Am häufigsten ist der Wellensittich.

Antwort: Vogel

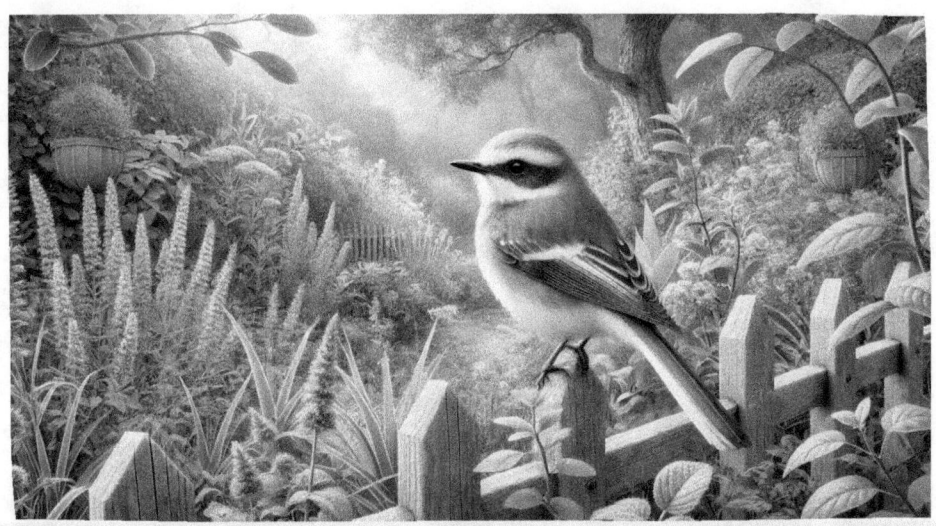

1. Dieses Tier gehört nicht zu den Lieblingstieren der Menschen.

2. Es lebt an Land, im Meer und in Flüssen.

3. In feuchten Sommern lässt es Gartenbesitzer verzweifeln, denn es kann sehr gefräßig sein.

4. Manche Tiere dieser Familie haben ein Dach über dem Kopf, andere sind nackt.

5. Bei Wettrennen wäre dieses Tier chancenlos, weil es ein sehr langsames Tempo an den Tag legt.

6. Auf seinem Weg hinterlässt es eine Schleimspur.

Antwort: Schnecke

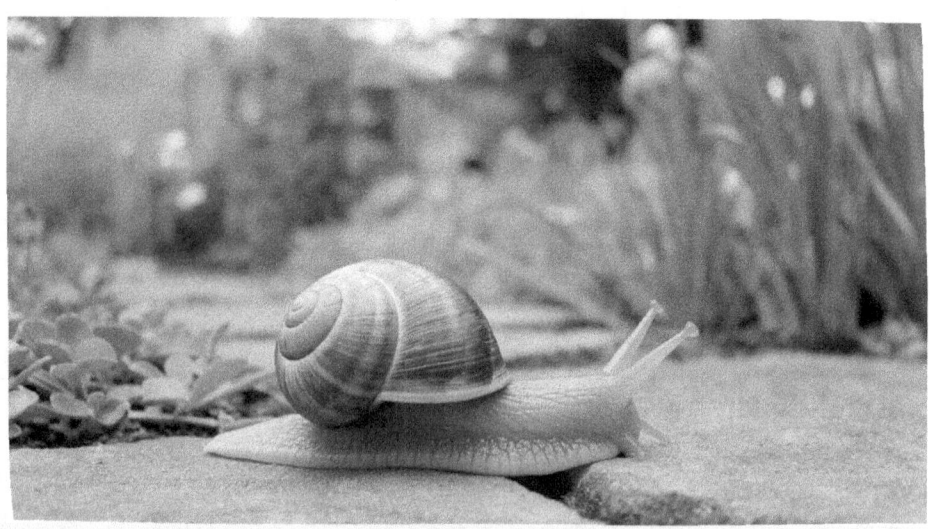

1. Dieses Tier ist außer in der Antarktis weltweit anzutreffen.

2. In manchen Ländern ist es zu einer Plage geworden.

3. Es lebt im Wald, auf Feldern und auch als Haustier.

4. Je nach Art gräbt es Löcher in die Erde, um diese als Unterschlupf zu nutzen.

5. Die Fruchtbarkeit der Weibchen ist extrem hoch, denn es bringt mehrmals im Jahr Junge zur Welt.

6. Es hat eine Furche zwischen Nase und Oberlippe, die wie ein Ypsilon aussieht.

7. Seine großen Ohren können 20 Zentimeter lang werden.

8. Der bekannteste Artgenosse heißt: „Oster……".

Antwort: Hase

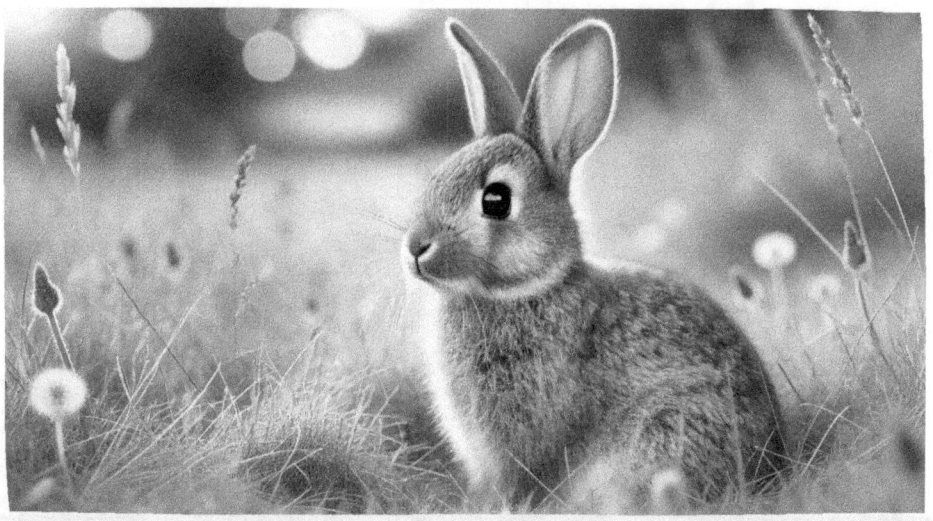

1. Dieses Tier ist groß und kräftig.

2. Es wird oft als Nutztier gehalten.

3. In vielen Kulturen ist es ein Zeichen für Fruchtbarkeit und Wohlstand.

4. Sein Kopf ist breit, und es hat charakteristische Hörner, die je nach Rasse variieren können.

5. Es gehört zur Familie der Rinder.

6. In der spanischen Kultur sind Kämpfe mit diesem Tier ein traditionelles, wenn auch umstrittenes Ereignis.

7. Der gesuchte Tiername bezeichnet auch ein Sternzeichen und zwar vom 21. April bis zum 21. Mai.

Antwort: Stier

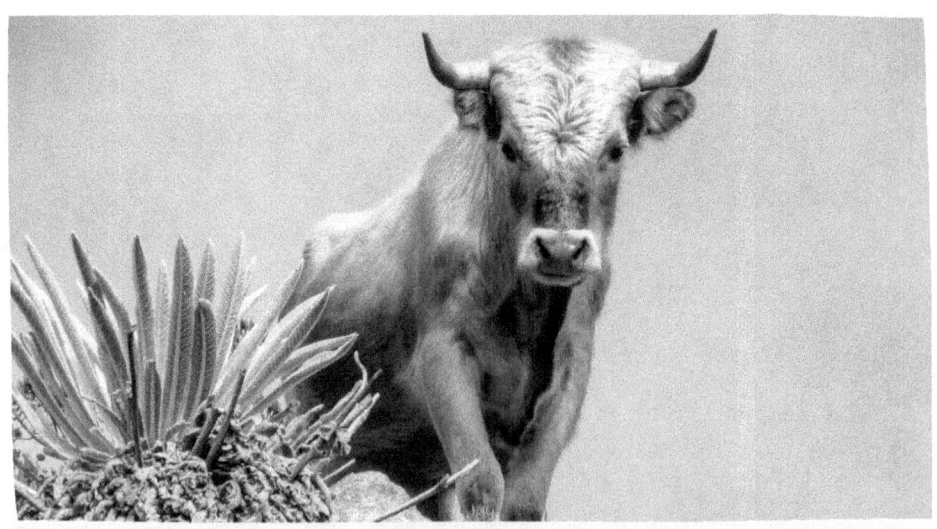

1. Das Tier hat einen weichen Körper und ist oft grün, braun oder schwarz gefärbt.

2. Es ist ein kleines, meist unsichtbares Insekt, das auf Pflanzen und Tieren lebt.

3. Es kann große Schäden in Gärten und auf Feldern anrichten, da es die Pflanzen schwächt.

4. Mit einem Mikroskop ist es besser sichtbar, da es nur wenige Millimeter groß ist.

5. Es ist bekannt dafür, dass es Pflanzen und Tiere befällt, indem es sich von deren Säften ernährt.

6. Besonders häufig ist es auf neuen Trieben und Blattunterseiten zu finden.

7. Wenn jemand schlechte Laune hat, sagt man auch: „Ihm ist eine … über die Leber gelaufen."

Antwort: Laus

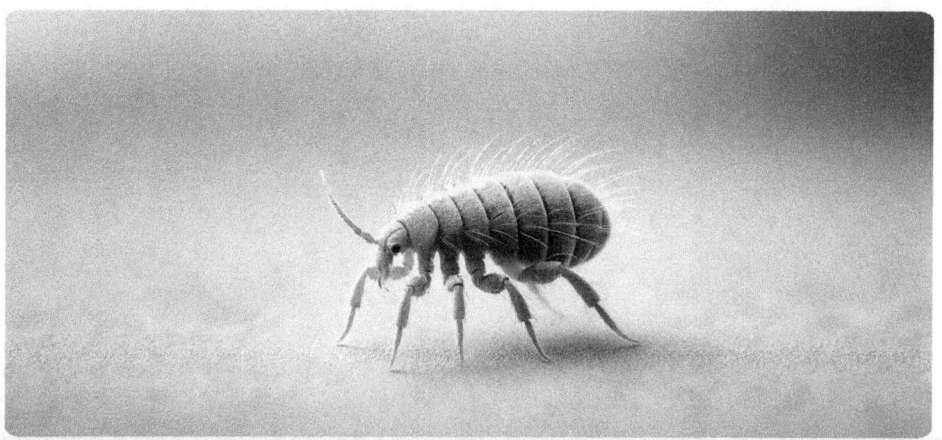

1. Dieses Tier ist ein Pflanzenfresser und ernährt sich hauptsächlich von Früchten, Nektar und Blütenpollen.

2. Seine Heimat sind tropische Regionen, insbesondere in Australien, Afrika und Teilen Asiens.

3. Oft lebt es in sozialen Gruppen und großen Kolonien in Bäumen oder Höhlen.

4. Sein Gehör ist außergewöhnlich gut, es kann sogar Geräusche und Rufe in der Dunkelheit wahrnehmen.

5. Typischerweise hat es fledermausartige Flügel und ein weiches, meist braunes oder graues Fell.

6. Obwohl man von seinem Namen her vermuten könnte, es wäre ein fliegender Hund, hat dieses Tier nichts mit Hunden zu tun.

7. Es sieht aus wie eine große Fledermaus.

Antwort: Flughund

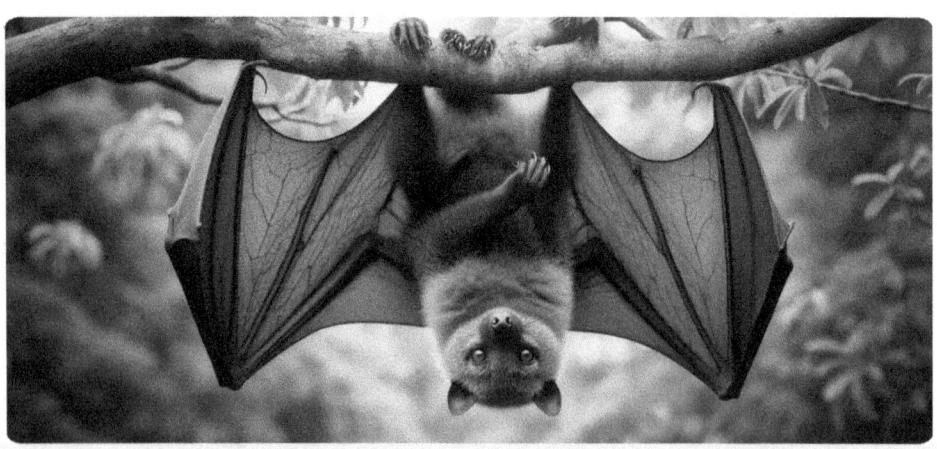

1. Dieses Tier ist oft in Wäldern und manchmal auch in Gärten anzutreffen.

2. Mit seinen speziell angepassten Füßen mit kräftigen Krallen kann es an Baumstämmen klettern.

3. Es hat die Fähigkeit, gegen Baumstämme zu klopfen, um Insekten und Larven zu finden.

4. Oft nistet es in Baumhöhlen, die es selbst aushöhlt.

5. Es hat einen kräftigen Körper, spitzen Schnabel und ein farbenfrohes Gefieder, das je nach Art variiert.

6. Sein typisches Klopfen dient nicht nur der Nahrungssuche, sondern auch zur Kommunikation mit anderen Vögeln.

7. Wenn jemand viel Alkohol trinkt, nennt man ihn einen „Schluck...".

Antwort: Specht

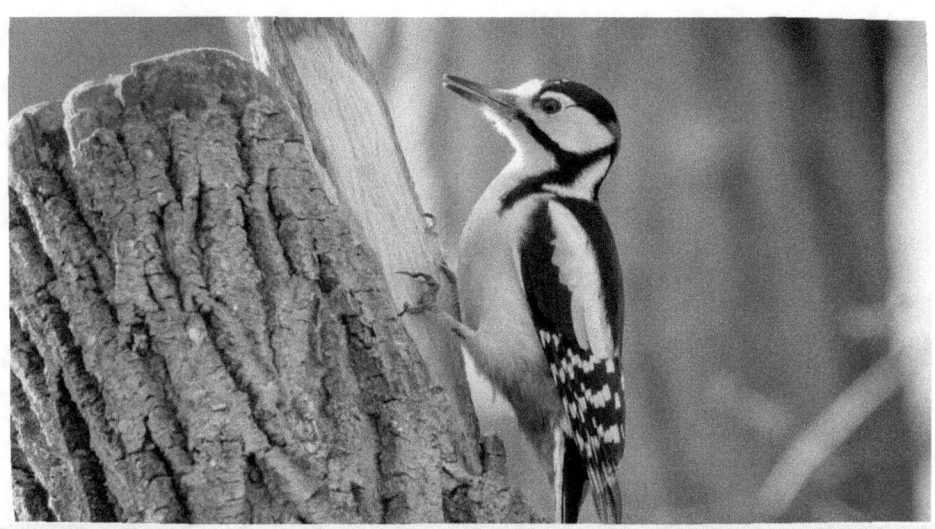

1. Dieses Tier lebt in den Regenwäldern und Gebirgen Afrikas.

2. Hauptsächlich ernährt es sich von Blättern, Früchten und Pflanzenstängeln.

3. Es hat einen massiven Körperbau, lange Arme und ein dichtes, schwarzes oder braunes Fell.

4. Eine Familie besteht aus einem Männchen, mehreren Weibchen und ihren Nachkommen.

5. Das Männchen wird als Silberrücken bezeichnet und ist der absolute Chef der Familie.

6. Durch Wilderer und die Reduzierung des Regenwaldes ist es in seiner Existenz bedroht.

7. Es ist ein großes, kräftiges Säugetier, das zur Familie der Menschenaffen gehört.

Antwort: Gorilla

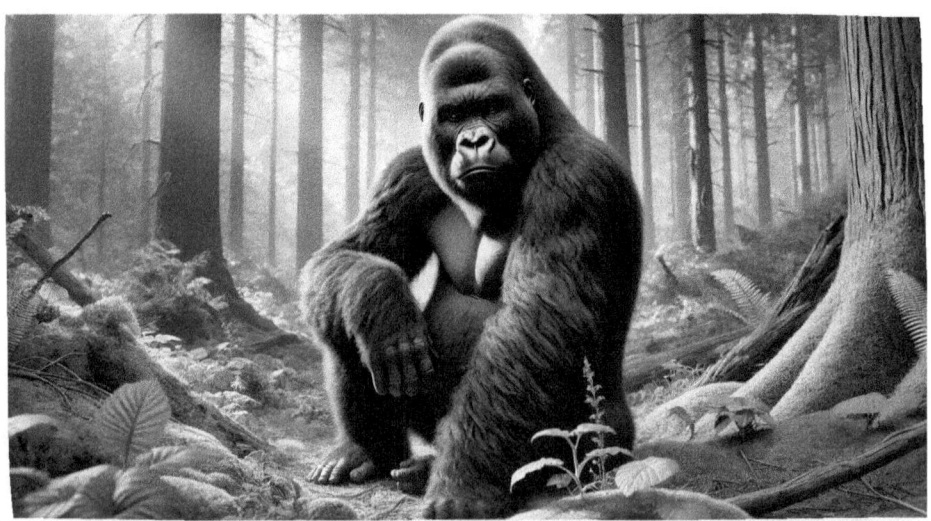

1. Dieses Tier lebt in tropischen Regionen.

2. Es hat einen robusten Körper und lange Beine, die mit feinen Haaren bedeckt sind.

3. Hauptsächlich jagt es Insekten, aber es kann auch kleine Säugetiere oder Reptilien fangen.

4. Es lebt in Erdlöchern oder unter Steinen.

5. Trotz seines gruseligen Aussehens sind die meisten Arten für Menschen harmlos.

6. Sein Biss ist zwar für Mäuse und Insekten tödlich, für den Menschen ist er aber meistens nicht gefährlich.

7. Sein Name stammt von seiner Fähigkeit, kleine Vögel zu fangen, obwohl dies nicht seine Hauptnahrungsquelle ist.

8. Diese Spinnenart baut keine Netze.

Antwort: Vogelspinne

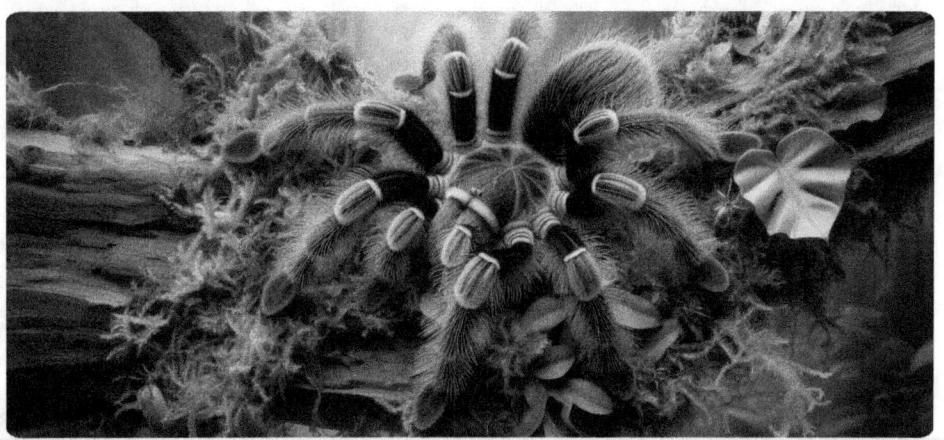

1. Dieses Tier hat eine kräftige Körperform und kann bis zu 1.500 Kilogramm wiegen.

2. Der Körper ist mit einer dicken Schicht aus Fett und einer rauen, grauen Haut bedeckt.

3. Die langen Stoßzähne kommen bei beiden Geschlechtern vor und können bis zu einem Meter lang werden.

4. Seine Nahrung besteht hauptsächlich aus Muscheln, Schnecken und anderen wirbellosen Tieren.

5. Das Männchen wird als Bulle und das Weibchen als Kuh bezeichnet.

6. Es ist ein ausgezeichneter Taucher und kann bis zu 30 Minuten unter Wasser bleiben, um nach Nahrung zu suchen.

7. Es ist eine Robbenart und kommt in den eisigen Meeren der Nordhalbkugel vor.

Antwort: Walross

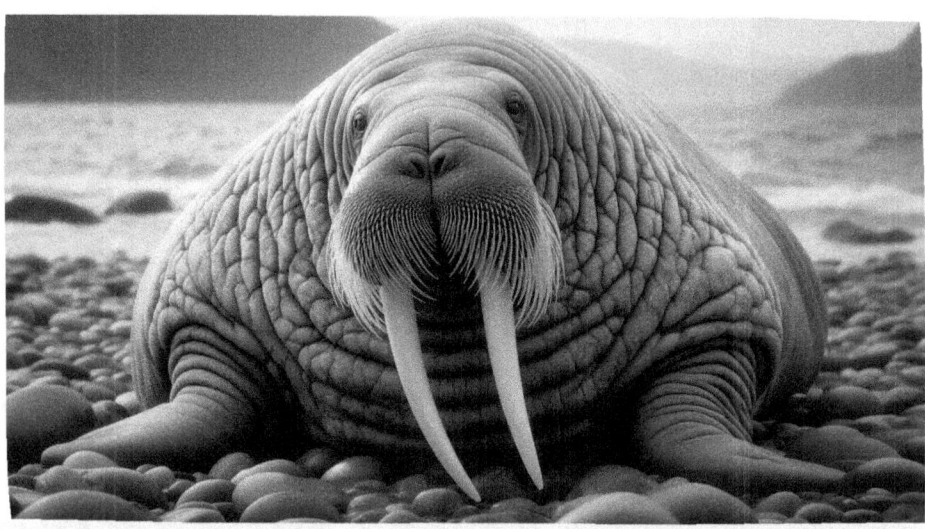

1. Gesucht wird ein äußerst intelligentes Tier.

2. Mit seiner Fähigkeit, die Farbe und Textur zu ändern, kann es sich der Umgebung anpassen und Feinde abschrecken.

3. Es zeigt ein komplexes Verhalten, wie Problemlösung und Werkzeugnutzung.

4. Mit seinem schnellen und geschickten Schwimmstil kann es sich schnell fortbewegen.

5. Es hat einen weichen Körper und acht lange Arme, die mit Saugnäpfen besetzt sind.

6. In vielen Kulturen wird diese Fischart als Delikatesse geschätzt.

7. Wenn es bedroht wird, kann es Tinte ausstoßen, die ihm hilft, zu entkommen.

Antwort: Tintenfisch

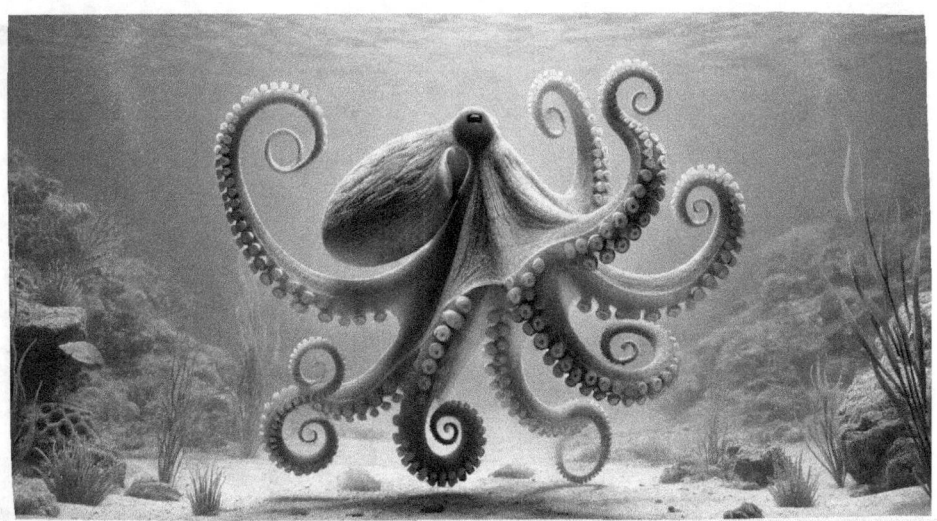

1. Das gesuchte Tier ist besonders im Frühling und Frühsommer aktiv.

2. Es hat einen robusten, ovalen Körper, der oft eine glänzende, braune oder schwarze Farbe hat.

3. Einen Großteil des Lebens verbringt es als Larve im Boden, wo es sich von Wurzeln ernährt.

4. Die Population kann schwanken, in einigen Jahren tritt es in sehr großer Zahl auf, sodass es sogar zur Plage wird.

5. Typisch sind seine großen, auffälligen Flügel, die es beim Fliegen verwendet.

6. Anfang Mai kommt es als Käfer aus dem Boden.

Antwort: Maikäfer

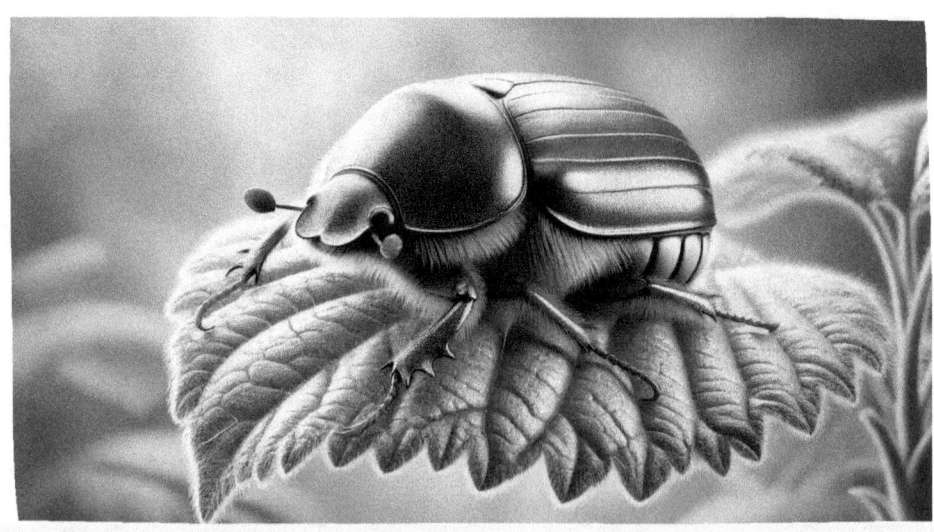

1. Gesucht wird ein mittelgroßes Raubtier.

2. Es lebt in Wäldern, Gebirgen und abgelegenen Gebieten und ist vorwiegend nachtaktiv.

3. Das markante, gefleckte Fell reicht von braun bis rötlich und hilft ihm, sich in seiner Umgebung zu tarnen.

4. Es ernährt sich hauptsächlich von kleinen bis mittelgroßen Tieren, wie Hasen, Vögeln und Rehen.

5. Typisch sind sein kurzer Schwanz und seine Pinselohren.

6. Es gehört zur Familie der Katzen.

7. Sein Name reimt sich auf das Wort „Fuchs".

Antwort: Luchs

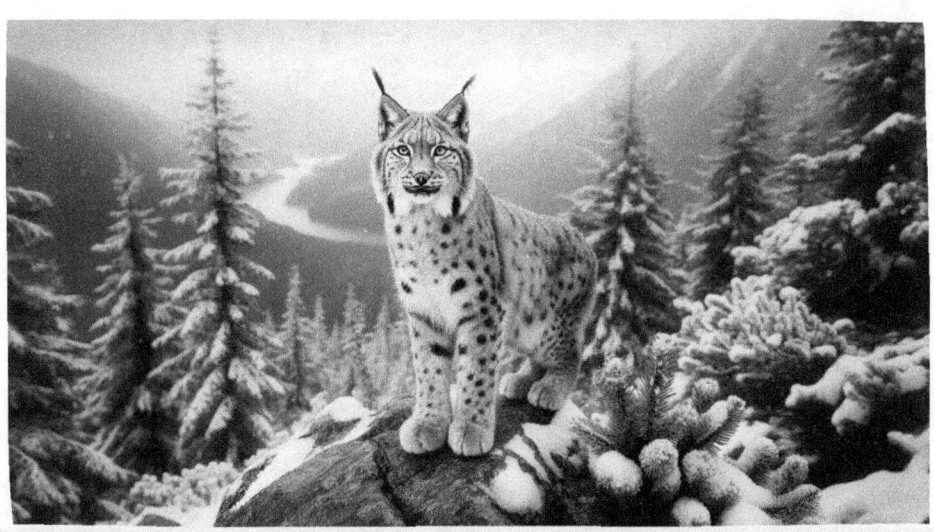

1. Mit seinem langen, greifenden Schwanz und speziellen Füßen kann sich dieses Tier in Bäumen und Sträuchern festhalten.

2. Es hat große bewegliche Augen, die unabhängig voneinander in verschiedene Richtungen schauen können.

3. Hauptsächlich ernährt es sich von Insekten, die es mit seiner langen, klebrigen Zunge fängt.

4. Je nach Art hat es auffällige Kämme oder Hörner auf dem Kopf.

5. Es ist bekannt für seine Fähigkeit, seine Farbe zu ändern, darunter Grün, Braun, Blau und Gelb.

6. Eine Person, die ihre Überzeugungen oder ihr Verhalten häufig ändert, um anderen zu gefallen, wird auch mit diesem Tiernamen bezeichnet.

Antwort: Chamäleon

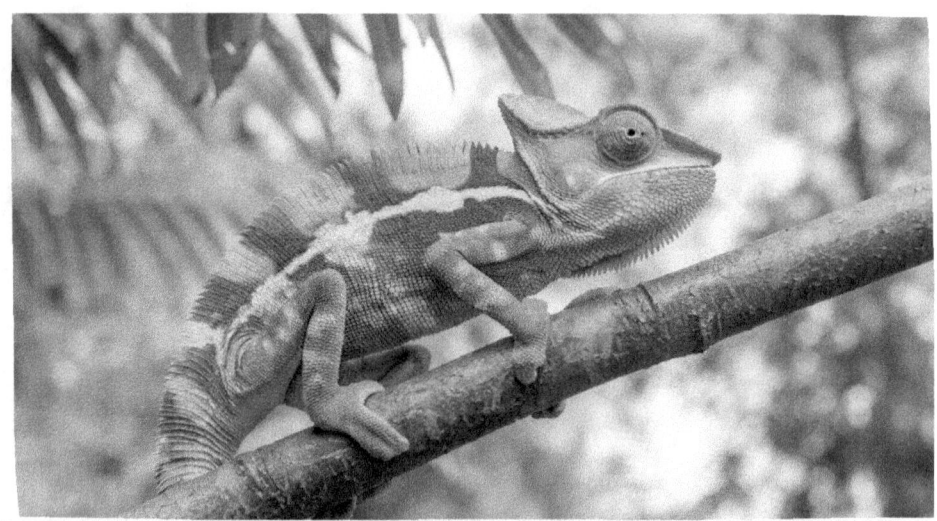

1. Dieses Tier hat ein freundliches und neugieriges Wesen und wird oft mit Fröhlichkeit assoziiert.

2. Es wird im Frühling geboren und ist ein Symbol für Neubeginn und Fruchtbarkeit.

3. Hauptsächlich ernährt es sich von Gras, Heu und Milch, bis es alt genug ist, um festes Futter zu fressen.

4. Es ist gesellig und lebt in Herden, was ihm Sicherheit und sozialen Kontakt bietet.

5. Bei Kindern ist es sehr beliebt, sie sehen es oft als niedliches Haustier an.

6. Seine Wolle ist besonders weich und wird häufig für die Textilindustrie verwendet.

7. Es wächst schnell heran und wird bald zu einem erwachsenen Schaf.

Antwort: Lamm

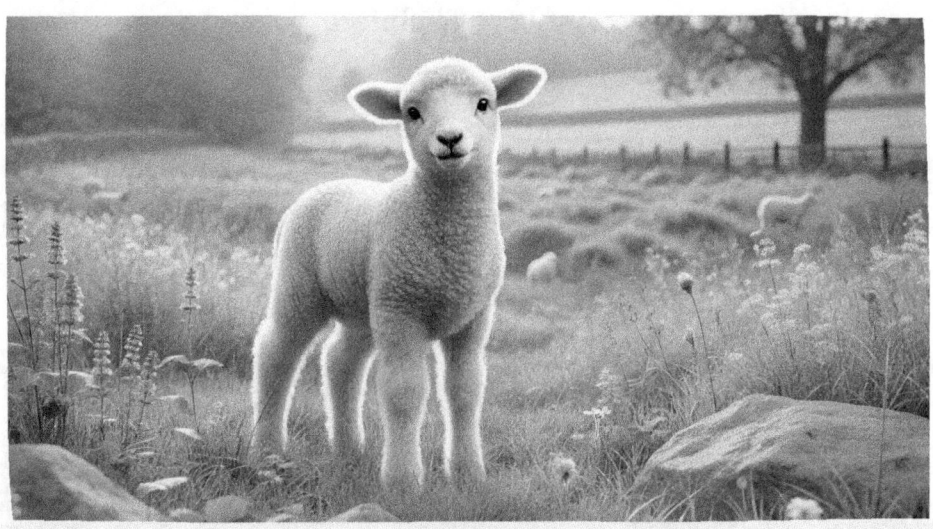

1. Das Tier hat einen massiven Körper, kurze Beine und einen großen Kopf mit einem breiten Maul.

2. Obwohl es träge erscheint, kann es schnell und agil im Wasser und an Land sein.

3. Einen Großteil seines Lebens verbringt es im Wasser, um sich abzukühlen.

4. In vielen Kulturen wird es als gefährlich angesehen, weil es für mehr menschliche Todesfälle in Afrika verantwortlich ist als die meisten anderen Tiere.

5. Es ist ein Säugetier und lebt in Flüssen und Seen in Afrika.

6. Obwohl man von seinem Namen her denken könnte, dass es ein Pferd ist, kann man auf ihm nicht reiten.

7. Nilpferd war sein ursprünglicher Name, weil es erstmals am Ufer des Nils beschrieben wurde.

Antwort: Flußpferd

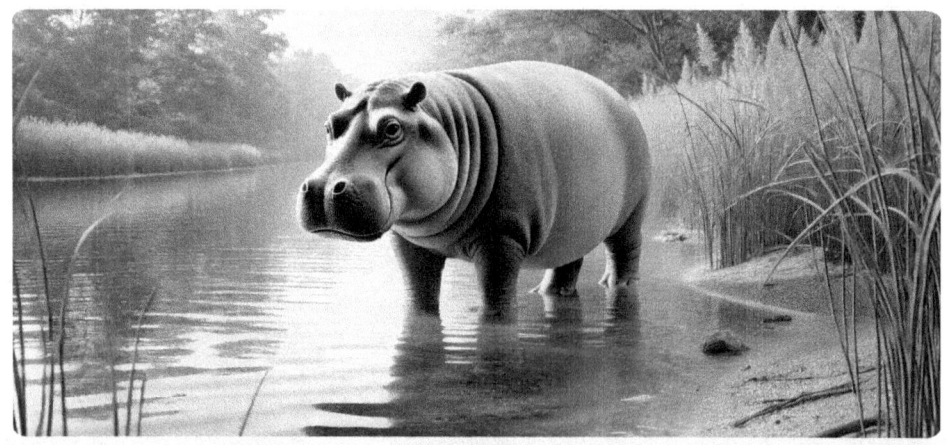

1. Es ist ein großes, anpassungsfähiges Tier, das in kalten arktischen Regionen lebt.

2. Es ist für seine Fähigkeit bekannt, weite Strecken zu wandern.

3. Sein Fell ist dick und schützt es vor Kälte.

4. Es ernährt sich hauptsächlich von Flechten, Gräsern und anderen Pflanzen, die es unter dem Schnee findet.

5. Männliche Artgenossen haben beeindruckende, verzweigte Geweihe, die jährlich abgeworfen und neu gebildet werden.

6. In vielen Kulturen wird es auch mit dem Weihnachtsfest in Verbindung gebracht, besonders als Begleiter des Weihnachtsmanns.

Antwort: Rentier

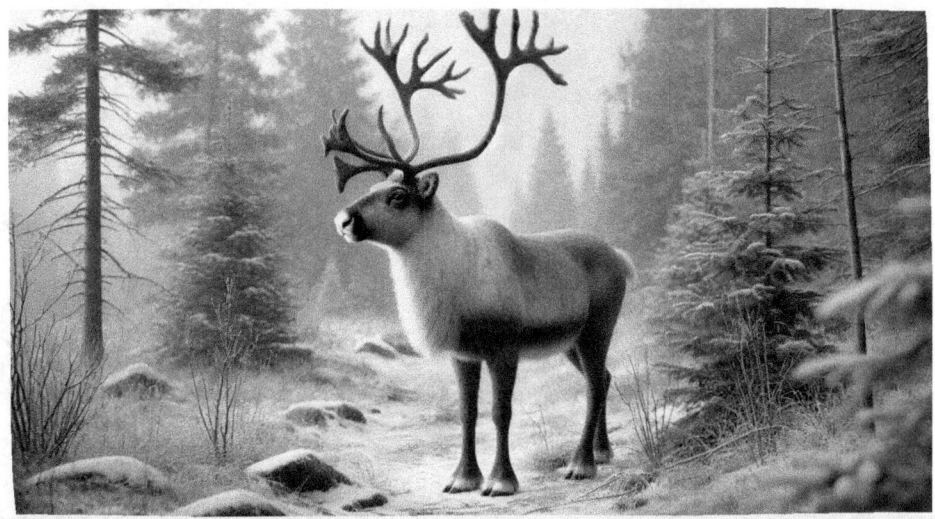

1. Gesucht wird ein intelligentes Tier, das Werkzeuge verwenden und komplexe Probleme lösen kann.

2. Sein Nahrungsspektrum ist vielfältig und umfasst Insekten, Früchte, Nüsse und gelegentlich auch kleine Tiere.

3. In vielen Kulturen gilt es als Glücksbringer, während es in anderen als Vorzeichen für Unglück betrachtet wird.

4. Typisch sind sein schwarz-weißes Gefieder und ein langer, gefächerter Schwanz.

5. Es ist ein geschickter Flieger und kann akrobatische Manöver in der Luft ausführen.

6. Es ist bekannt dafür, glänzende Gegenstände zu sammeln und zu verstecken, was zu seinem Ruf als „Schatzsammler" beigetragen hat.

7. Man sagt über diesen Vogel auch, er sei eine „diebische….".

Antwort: Elster

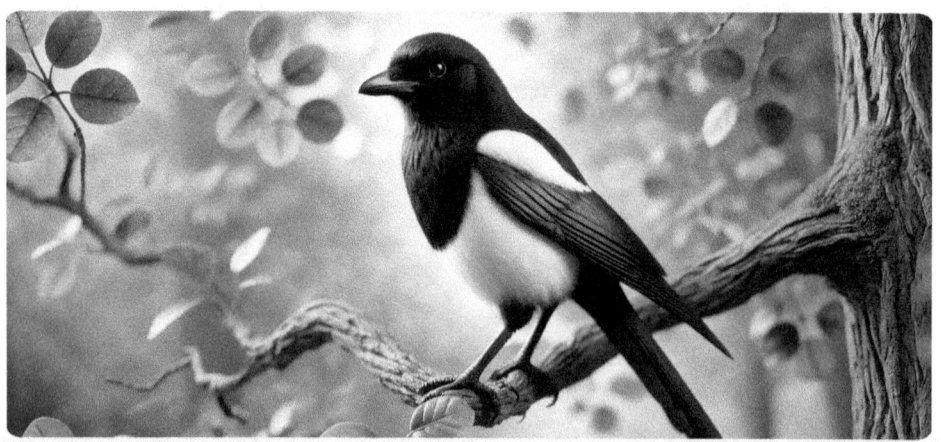

1. Dieses Tier ist ein kleines, nachtaktives Säugetier.

2. Es hat einen dichten, grauen Pelz und einen langen, buschigen Schwanz.

3. Seine Fußsohlen funktionieren wie Saugnäpfe, weil sie immer etwas feucht sind.

4. Durch die ungewöhnlichen Fußsohlen kann es kopfüber eine Wand hinunterlaufen.

5. Es sucht häufig Schutz auf Dachböden, wo es sich als lärmender Untermieter einnistet und Schäden anrichtet.

6. Es sieht aus wie eine Maus und macht Lärm wie ein Marder.

7. Seinen Namen erhielt es wegen seines sieben Monate andauernden Winterschlafs.

Antwort: Siebenschläfer

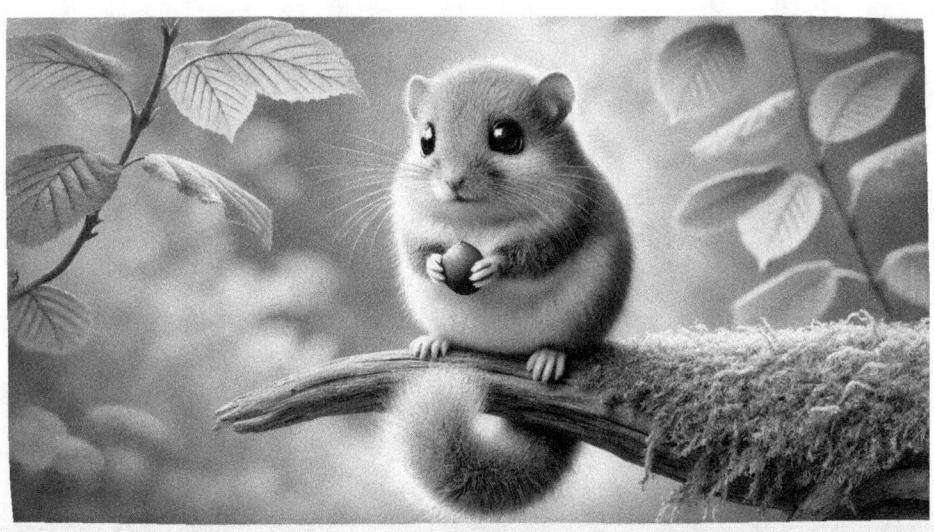

1. Das Tier ist häufig mit dem Wetter verbunden, denn bei feuchtem Wetter und Regen ist es aktiver.

2. Seine Haut enthält spezielle Drüsen, die giftige Substanzen absondern können, um Fressfeinde abzuschrecken.

3. Es ist häufig in Gärten und Feuchtgebieten zu finden.

4. Die Fortpflanzung erfolgt im Wasser, wo es Eier ablegt, aus denen Kaulquappen schlüpfen.

5. Seine Quakgeräusche sind oft in der Dämmerung zu hören.

6. Im Unterschied zu anderen Froscharten hat es einen dicken warzigen Körper und kurze Beine.

Antwort: Kröte

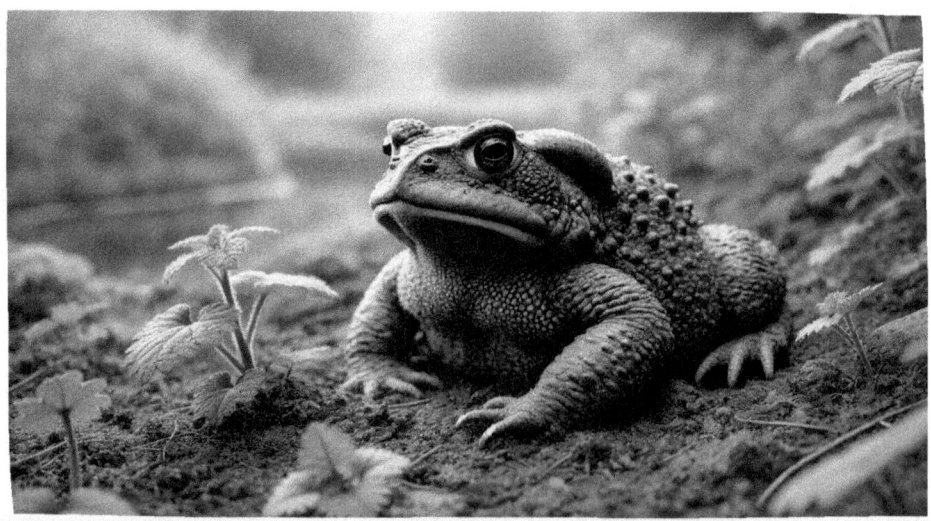

1. Das Tier hat einen schlanken, muskulösen Körper.

2. Es benötigt viel Bewegung, um fit zu bleiben.

3. Es kann schnell springen und plötzliche Richtungswechsel vornehmen.

4. In vielen Kulturen wird es für seine Eleganz und Anmut bewundert.

5. Ursprünglich wurde diese Hunderasse für die Jagd auf Wild und für Rennen gezüchtet.

6. Mit einer Geschwindigkeit von bis zu 80 Kilometern in der Stunde kann dieser Hund übers Gelände rennen.

7. Sein Name geht auf das altdeutsche Wort „Wint" zurück, was übersetzt „Jagd" heißt.

Antwort: Windhund

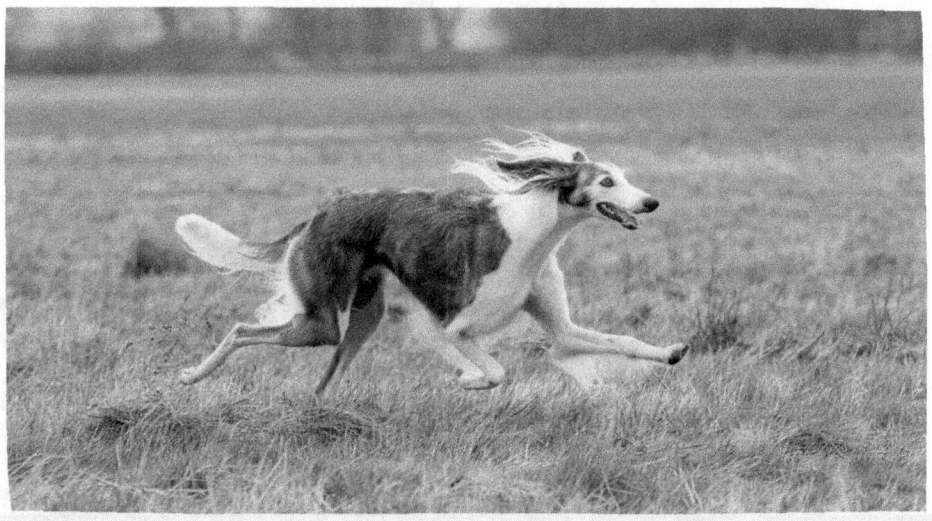

1. Dieses Tier hat lange Beine und einen langen Hals.

2. Oft steht es regungslos am Wasser und wartet auf Beute.

3. Mit seinem scharfen Schnabel kann es Fische und andere Beutetiere fangen.

4. Sein Gefieder weist meistens graue, weiße oder braune Farben auf.

5. Es hat eine beeindruckende Flügelspannweite und ist in der Lage, weite Strecken zu fliegen.

6. Es lebt oft in Kolonien, wo es Nester in Bäumen oder an Uferlinien baut.

7. Dieser elegante Vogel ist oft in Gewässern wie Seen, Flüssen und Küstenregionen anzutreffen.

8. Sein Name reimt sich auf das Wort „Feier".

Antwort: Reiher

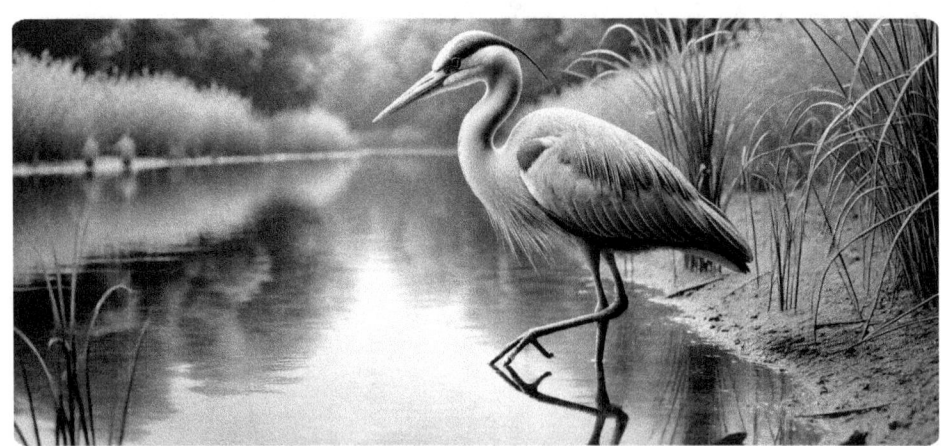

1. Dieses Tier ist ein kleines pelziges Säugetier, das zur Familie der Nagetiere gehört.

2. Meistens lebt es in unterirdischen Höhlen oder Bauen, die es selbst gräbt.

3. Es ist vor allem in bergigen Regionen und Wiesen anzutreffen, wo es große Kolonien bildet.

4. Es ist eines der beliebtesten und bekanntesten Tiere des Alpenraumes.

5. Aus dem Fett dieser Alpenbewohner wird seit über 250 Jahren gesundheitsfördernde Salbe hergestellt.

6. Es ist eng mit Zieseln und Eichhörnchen verwandt.

7. Ein bekanntes Sprichwort lautet: „Und täglich grüßt das ….tier".

Antwort: Murmeltier

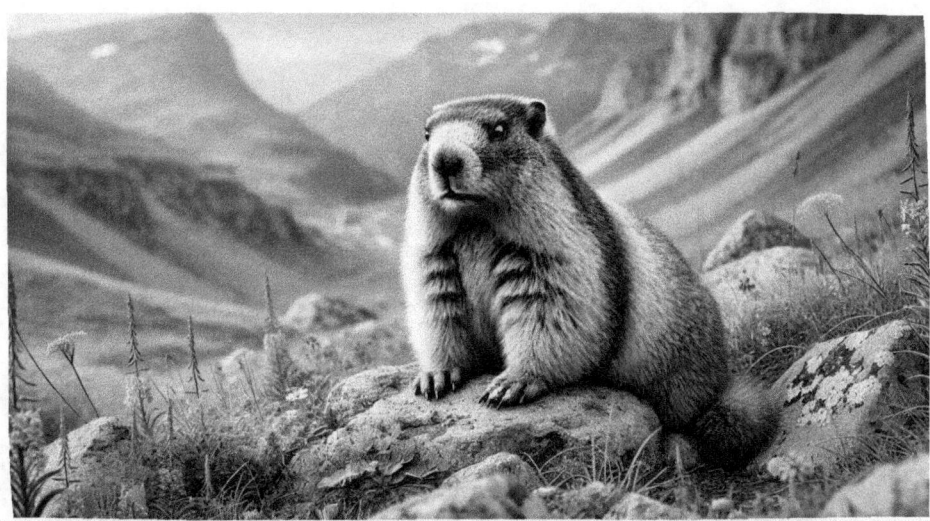

1. Dieses Tier ist nachtaktiv und schläft bis zu 20 Stunden am Tag.

2. Es ist für sein süßes Aussehen und seine gemütliche Lebensweise berühmt.

3. Es hat starke Klauen, die ihm helfen, in Bäumen zu klettern und sich festzuhalten.

4. Den Großteil seines Lebens verbringt es in Eukalyptusbäumen, wo es sich von den Blättern ernähren.

5. Der Nachwuchs wächst in seinem Beutel heran.

6. Es wird auch als Beutelbär bezeichnet.

7. Neben dem Känguru ist es das berühmteste Tier Australiens.

Antwort: Koala

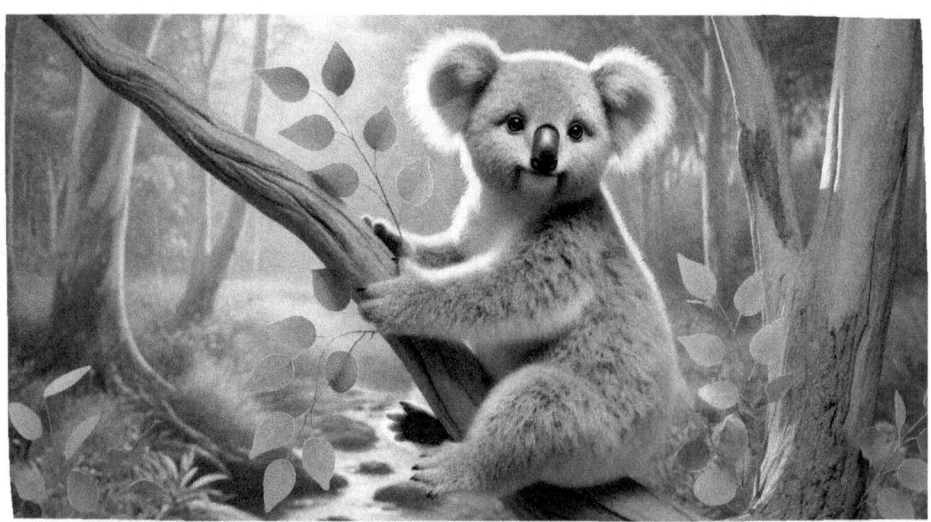

1. Das Tier hat eine schlanke, langgestreckte Körperform.

2. Es kann in verschiedenen Farben auftreten, meistens in schimmerndem Silber.

3. Es kommt in kalten Gewässern der Nordhalbkugel vor.

4. Um sich fortzupflanzen, kehrt es immer an den Ort zurück, an dem es selbst geboren wurde.

5. Es kann auf dem Weg zu seinem Geburtsort sogar Wasserfälle hinaufschwimmen oder hinaufspringen.

6. Weltweit ist es ein beliebter Speisefisch.

7. Typischerweise ist sein Fleisch rosa.

8. Es wird sowohl frisch als auch geräuchert, eingelegt oder als Konserve genossen.

Antwort: Lachs

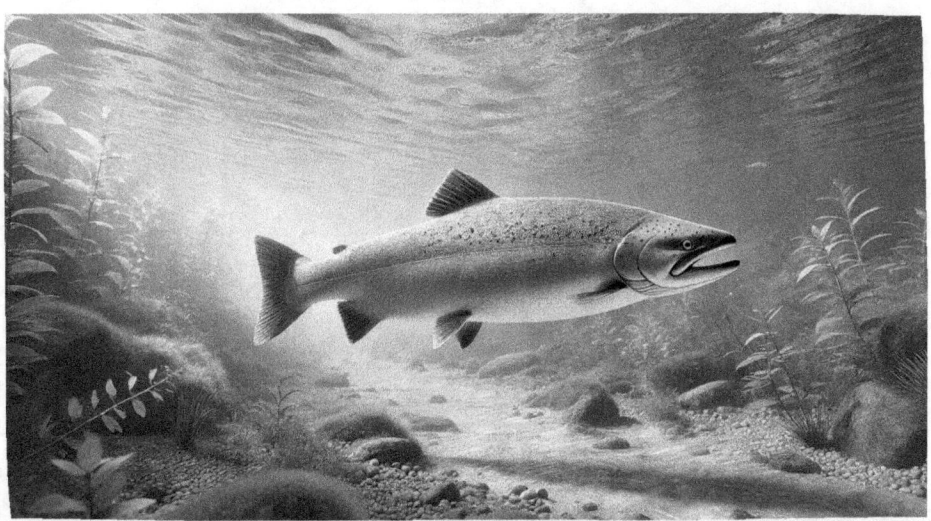

1. Gesucht wird ein männliches Tier mit einem robusten Körperbau.

2. Sein dickes weiches Fell kann in verschiedenen Farben vorkommen.

3. Meistens lebt es in Herden und ist häufig in bergigen oder offenen Graslandschaften anzutreffen.

4. Es gehört zur Familie der Schafe und ist bekannt für seine auffälligen, spiralförmigen Hörner.

5. Die Fortpflanzung erfolgt im Herbst, und die Weibchen bringen ein bis zwei Lämmer zur Welt.

6. Der gesuchte Tiername bezeichnet auch ein Sternzeichen und zwar vom 21. März bis zum 20. April.

Antwort: Widder

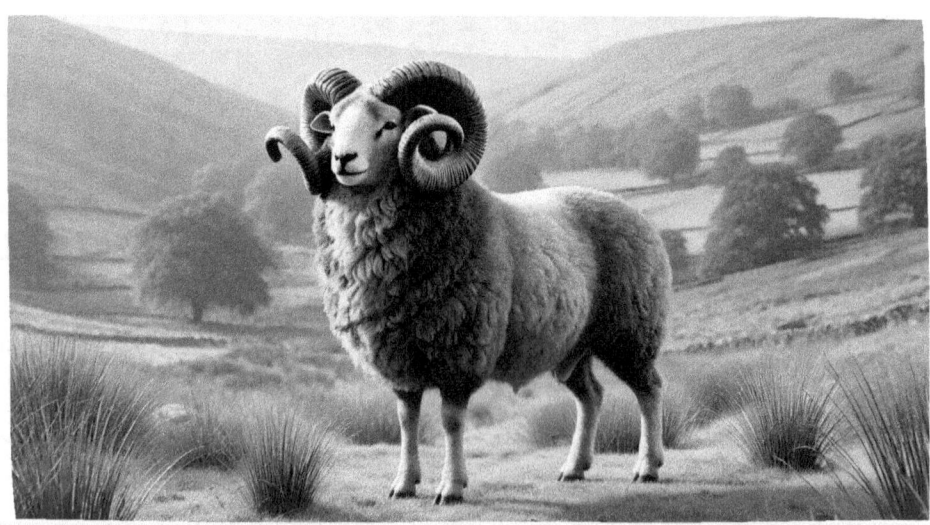

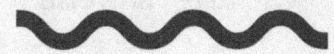

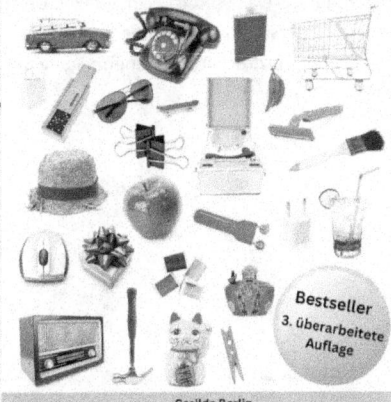

ISBN-13: 978-1978430990

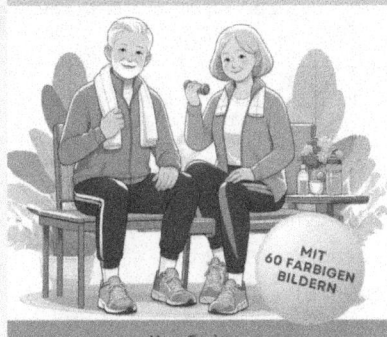

ISBN-13: 978-3987481789

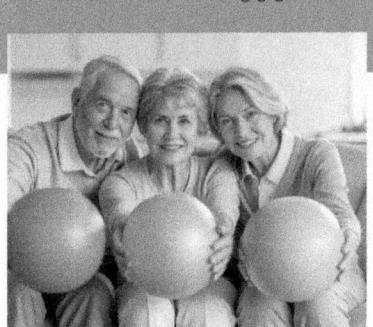

ISBN-13: 978-3987480591

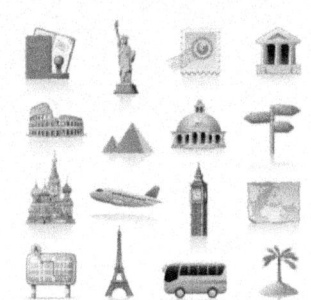

ISBN-13: 979-8393327644

Wichtige Hinweise

Dieses Rätselbuch dient ausschließlich zur Unterhaltung und Förderung des Denkvermögens. Alle Rätsel und Hinweise wurden mit größter Sorgfalt erstellt, dennoch können Fehler oder Unstimmigkeiten auftreten. Der Verlag und die Autorin übernehmen keine Haftung für Schäden, Missverständnisse oder sonstige Konsequenzen, die aus der Nutzung dieses Buches entstehen könnten. Die in den Rätseln verwendeten Begriffe und Objekte sind allgemeiner Natur und erheben keinen Anspruch auf Vollständigkeit oder spezifische Genauigkeit in jeder Situation.

Jede Ähnlichkeit der Inhalte mit realen Personen, Produkten oder Ereignissen ist rein zufällig. Der Leser wird ermutigt, die Rätsel auf eigene Verantwortung und zur persönlichen Freude zu nutzen. Jegliche Vervielfältigung oder kommerzielle Nutzung des Inhalts bedarf der ausdrücklichen Genehmigung des Verlags.

Bildnachweis:
Titelbild – © Ermolaev Alexander/shutterstock.com

1. Auflage 2024
Herausgeber und Copyright©:
Nesterenko Verlag UG
Klausenstr. 20
59759 Arnsberg

E-Mail: social@heilkraft-ernaehrung.de
www.heilkraft-ernaehrung.de
www.casilda-berlin.de